成人慢性水頭症
ハキム病
診療ハンドブック

山田茂樹
名古屋市立大学大学院医学研究科脳神経外科学

中外医学社

序

　本書を手にとって頂き，ありがとうございます．

　水頭症のことをよく知っている方でも「ハキム病（Hakim's disease）」の名前を耳にしたことがない読者が多いのではないでしょうか．

　ハキム病とは，これまで「特発性正常圧水頭症：idiopathic Normal Pressure Hydrocephalus（iNPH）」と呼ばれてきた病気のことです．この病名は聞いたことがあっても，その症状，検査方法，治療後の症状の改善の程度などについては知らない読者が多いでしょう．

　歩くのが遅くなってきた．バランスが悪くなって転びやすくなった．最近，やる気が出なくなった．やったことを忘れてしまう．トイレが近くなった．トイレで失敗してしまった．など，様々な症状から始まり，気づかないうちに進行して，歩けなくなる．自分で判断できなくなる．紙パンツが必須．と介護が必要な状態に陥る可能性があります．

　実は 65 歳以上の高齢者の 1% 以上，70 歳以上となると 3% 以上にハキム病が潜んでいる可能性がありますが，多くの方は年を取ったせい，腰や膝が痛いせいと思い込んで，病院を受診せず，発見が遅れることが多い病気です．また，転倒して頭を打撲し，病院を受診して頭部の CT スキャンを撮ってもらっても，評価する医師に知識がなく，いまだに見落とされることが非常に多い病気です．

　しかし，この病気は進行性の病気であり，見逃されて重症化してしまってから診断に至っても，治療で症状改善を得るのが難しく，生命にも関わる病気であり，見逃してはいけない病気であるという認識を持って頂きたいと思います．

　日本は，65 歳以上の高齢者が 3650 万人以上，全人口の 3 割を占め，また 30 年後には 5 人に 1 人は 75 歳以上になる超高齢化社会であり，ハキム病患者も急増することが予想されます．

　2020 年 3 月に発刊された特発性正常圧水頭症（iNPH）診療ガイドライン〈第 3 版〉以降に蓄積されたエビデンス，私が行ってきた AI を活用した最新の検査

方法やシミュレーションを駆使した手術法も記しましたので，これからの診療の
ハンドブックとしてご活用頂き，多くの患者さんが適切な時期に，適切な診断と
治療を受ける機会に恵まれるように願います．

    2024 年 7 月

山 田 茂 樹

目次

はじめに 1
- サロモン・ハキム（Salomón Hakim）　1922–2011 1

CHAPTER 1 特発性正常圧水頭症（iNPH）の歴史 4

CHAPTER 2 ハキム病の命名 7
- 何故，名称変更が必要であったか 7
- 名称変更検討会議 8

CHAPTER 3 ハキム病の頻度（疫学）.. 11
- ハキム病を発症するリスク要因 12

CHAPTER 4 ハキム病の発症機序 14
- 仮説 1．脳室拡大の機序 16
- 仮説 2．DESH の機序 20

CHAPTER 5 ハキム病に特徴的な症状の総合評価 24
- iNPH Grading Scale 24
- modified Rankin Scale（mRS）... 25
- Hellström iNPH Scale 27

i

CHAPTER 6 ハキム病に特徴的な歩行障害   28

- 歩行障害   28
- Timed Up & Go test（TUG） 30
- 単純歩行検査   35

CHAPTER 7 ハキム病に特徴的な認知障害と排尿障害   40

- 認知障害   40
- Mini-Mental State Examination（MMSE） 44
- その他の認知機能検査   45
- 排尿障害   47

CHAPTER 8 画像検査   48

- 脳室拡大の指標   49
- DESH の指標   53
- 3 次元 MRI による DESH の定量的評価   55
- CT・MRI 以外の画像検査   60
- ハキム病以外の大人の慢性水頭症（CHiA） 62

CHAPTER 9 髄液排除試験（タップテスト） 68

- どのような患者がタップテスト偽陰性となりやすいのか？   69
- タップテスト偽陰性が疑われた場合にどのように診療を進めていけばいいのか？   70
- タップテスト前後の症状変化を評価する方法と時期   71

CHAPTER 10 鑑別診断と併存疾患   73

- 髄液バイオマーカー   75

CHAPTER 11 治療方法 76

- ①脳室－腹腔（V-P）シャント術 77
- ②腰部クモ膜下腔－腹腔（L-P）シャント術 87
- ③脳室-心房短絡術（V-A シャント術） 92
- ④第三脳室底開窓術（ETV） 93
- ⑤その他．手術以外の治療方法 94

CHAPTER 12 合併症 95

- ①シャントカテーテル挿入時の脳内出血や腸管穿孔，
  臓器損傷 95
- ②シャント感染症 97
- ③髄液過剰排出による慢性硬膜下血腫と起立性頭痛 98
- ④シャントチューブの閉塞・断裂，逸脱による
  シャント機能不全 102

CHAPTER 13 髄液シャント術後のマネージメント 104

- シャントバルブ圧の設定と術後管理 104
- 術後経過と長期の機能予後 107

CHAPTER 14 ハキム病に関連する我が国の医療制度と医療資源 110

- リハビリテーション 110
- 医療資源 112

iii

CHAPTER 15 特に印象に残っているハキム病患者さんたち　114

- 仮名：ハキム A さん（89 歳，女性）　114
- 仮名：ハキム B さん（91 歳，女性）　115
- 仮名：ハキム C さん（71 歳，男性）　116
- 仮名：ハキム D さん（78 歳，男性）　117
- 仮名：ハキム E さん（75 歳，男性）　118
- 仮名：ハキム F さん（94 歳，男性）　119

あとがき　121

参考文献　125

索　引　135

はじめに

「ハキム病（Hakim's disease）」とは，これまで「特発性正常圧水頭症 idiopathic Normal Pressure Hydrocephalus (iNPH)」と呼ばれてきた病気のことである．

何故，今さら「ハキム病」なのか？

そもそも「ハキム」って誰？

と疑問に思う人は多いと思う．

それは，正常圧水頭症（Normal Pressure Hydrocephalus：NPH）は，コロンビア人の脳神経外科医であったサロモン・ハキム（Salomón Hakim）先生が発見し，命名したからである．本書を作成するにあたって，まずハキム先生の功績を知って頂き，続いて特発性正常圧水頭症（iNPH）の名称が使われるようになって，現在に至る歴史と，そこから何故，名称変更が検討されるに至ったのか，さらに「ハキム病」を最終的に選択することになった成り行きを記す．

続いて，「ハキム病」の頻度，症状，画像所見，検査，治療，病態生理などについて最新の知識をまとめる．

サロモン・ハキム（Salomón Hakim）　1922-2011

彼は1950年代に米国で神経病理学のフェローとなり，アルツハイマー病と診断された脳検体の中に脳実質の萎縮が少ない，脳室が大きい検体があることに気づいた．その後，コロンビアに戻って脳神経外科医として働いていたところ，16歳の頭部外傷後の遷延性意識障害の少年を診療して，成人の正常圧の慢性水頭症，NPHの発見に至った．当時はCTやMRIもなく，頭蓋内の構造を確認する画像検査としては，腰から空気を注入して頭の方へ上げてレントゲン写真を撮る「気脳写」によって，脳室が異常に大きいことが確認された．その腰から髄液（≒脳脊髄液：CSF）を抜く前に計測した髄液の圧（≒頭蓋内圧）は150mmH$_2$Oと正常範囲内だったが，髄液を15 mL程度抜くだけで少年の意識が改善したのを見て，水頭症であることを確信して少年に脳室-心房短絡術（V-Aシャント術）を行ったところ，症状が劇的に回復し，3か月後に復学することができた．当時は，

水頭症は赤ちゃんの病気で，水が溜まれば頭蓋内圧が高くなって脳が圧迫されると考えられており，正常圧の慢性水頭症，NPH という概念がなかった．このため，頭蓋内圧が正常範囲内のまま脳室が拡大して症状が進行するというハキム先生のアイデアは発表当初は医学界では受け入れられなかった．そのエピソードの一つとして，当時の神経学界の最高権威であったハーバード大学とマサチューセッツ総合病院のレイモンド・アダムス（Raymond Delacy Adams）教授はハキム先生から直接 NPH の話を聴いて，「この分野に新しいことは何もなく，すでに全てが報告されている」と回答して否定したという逸話がある[1]．しかし，その後，ハキム先生はコロンビア在住で米国人の NPH 患者をアダムス先生のいたマサチューセッツ総合病院に紹介し，目の前で治療して見せた．劇的な症状の回復を目の当たりにしたアダムス先生が得心して，その後 3 人の同様の NPH 患者を治療し，かの有名な The New England Journal of Medicine の論文[2]が 1965 年に出版された．この論文のケース 1（65 歳女性）がコロンビアから紹介された最初の NPH 患者で，歩行が不安定になり，次第に身体的活動ができなくなり，物忘れがひどくなり，読書をやめ，社会活動もしなくなり，尿失禁をするようになった．その後，マサチューセッツ総合病院で様々な検査を受けている間も症状が急速に進行していき，当初はふらついてタンデム歩行ができない，小刻み歩行で，注意力散漫な程度であったが，手術前は起立にも介助が必要な状態で，発語がほとんどなくなり，尿・便失禁の状態となっていた．頭蓋内圧は 180 mmH$_2$O で，論文の気脳写では非常に大きな側脳室が写っている[2]．彼女も V-A シャント術を受け，術後に症状は劇的に改善したが，シャントチューブの破損によって一旦，歩行障害，物忘れ，尿失禁の 3 つの症状が元に戻ってしまった．その後，チューブの交換により，再び症状が改善して，3 年の経過で認知障害も回復し，6 年間追跡調査で同年代の健常者レベルが維持できていたと記述されている．この症例は，頭部外傷，髄膜炎，クモ膜下出血，感染症などの既往がなかったと記述されており，いわゆる「iNPH」として報告された患者第一例目と言われている．その後，NPH の名は「治療可能な老人性認知症」として神経学界で一世を風靡した．その当時はスリット型バルブしかなく，まだ流量調整はできなかった．そこで，ハキム先生は正常圧でも適正な髄液量が流れる圧調整バルブの開発を行い，合成サファイア・ボールをバネで押して圧を調整するバルブを開発した．その後，ハキ

ム先生の長男のカルロス・ハキム氏が父の跡を継ぎ，脳神経外科医兼工学者となり，マサチューセッツ工科大学とハーバード大学で2つの博士号を取得して，現在も流通している 180 mmH$_2$O まで圧調整が可能なシャントバルブ（Codman-Hakim Programmable Valve; 通称 CHPV）を開発した．

このようにハキム先生は，NPH の名付け親であり，最初に iNPH を手術した脳神経外科医であり，iNPH の手術には欠かせない圧可変型バルブの生みの親であることを世界が認めている．

良い時期に患者に巡り合った運もあるが，常識に囚われない探究心，コロンビアから世界最高権威の脳神経内科教授に認めてもらおうとしたチャレンジ精神，さらに一度は冷たく門前払いを受けても，めげずにマサチューセッツ総合病院まで患者さんに付き添い，患者のために身を賭した医者魂，脳神経外科医でありながら工学・物理学の知識に長けた研究力に改めて敬意を表す．

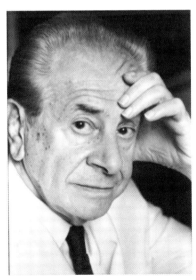

サロモン・ハキム先生

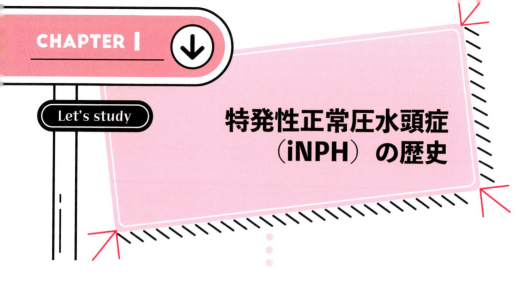

CHAPTER 1

Let's study

特発性正常圧水頭症（iNPH）の歴史

　1964年にハキム先生が提唱してから60年になる2024年，約5000のNPH関連の論文（ハキム先生が亡くなった2011年以降で半数の約2500論文）が出版され，NPH，iNPHの名称が広く使われるようになった今，何故「ハキム病」への名称変更が提唱されたのか？　を解説する上で，これまでのiNPHの歴史をまず知って欲しい．

　1960年代後半に「治る認知症（treatable dementia）」として神経学界を一世風靡したiNPHは，日本でも1970年代に注目されるようになったが，当時はまだCTやMRIが病院にはなく，患者は気脳写で脳室拡大と診断され，髄液圧が正常範囲内であれば，髄液シャント手術を受けて，症状が改善したらiNPHだったと診断されるような時代であり，本来は手術の適応にならない認知症の高齢者に手術が沢山行われ，惨憺たる治療成績が多数報告された結果，「高齢のiNPH患者に対してシャント手術は行うべきではない」という風潮に変わり，その後2000年代まで暗黒の30年が続いた．2001年に米国のAnthony Marmarou先生が中心となり，世界各国の水頭症専門家とiNPHコンセンサス会議が行われ，日本では2002年に日本正常圧水頭症学会の前身の研究会で，石川正恒先生が中心となってiNPHの診療ガイドライン作成委員会が組織され，2004年に「特発性正常圧水頭症診療ガイドライン」初版が刊行され，日本脳神経外科学会の機関誌に論文が掲載された[3]．翌2005年にはNeurosurgeryに国際ガイドラインの創設背景[4]，診断[5]，補助的検査[6]，手術方法[7]，治療成績[8]の章ごとに分割された論文として国際iNPHガイドラインが出版された．これらの診療ガイドライン作成の過程に

おいて，何故，iNPH は 30 年も無視され続けられたのか？　を考え，診断・補助的検査・治療法等の課題が明確となり，臨床研究を協力して行う機運が高まった．1986 年に世界で初めてタップテスト（髄液排除試験）が NPH の診断に有用であると報告した Carsten Wikkelsö 先生が大会長となり，2006 年にスウェーデン・イェーテボリ（Gothenburg）で最初の国際水頭症学会「Hydrocephalus 2006」が開催された．これに先立ち，Wikkelsö 先生は 2004 年にヨーロッパの国々に呼びかけて多施設共同研究 European iNPH Multicentre Study Group（Eu-iNPH）を組織し，後述の Hellström iNPH Scale（p. 27）などハキム病に特有の症状の定量的評価法の開発やシャントバルブ圧の設定方法をランダム割り付け比較試験（RCT）で行うなど，かなり早い時期からエビデンスレベルの高い研究を次々と行った．

　日本では，診療ガイドライン作成委員会のメンバーが中心となって，iNPH に対する脳室 - 腹腔短絡術（V-P シャント術）の有効性を示す目的で，医師主導型全国多施設前向きコホート研究（Study of idiopathic Normal-Pressure Hydro-cephalus on Neurological Improvement：SINPHONI）が始動し，後に解説する DESH（Disproportionately Enlarged Subarachnoid-space Hydrocephalus）が iNPH の治療に有用な画像所見であることが，2010 年に国際水頭症学会の機関誌 Cerebrospinal Fluid Research に論文掲載された[9]．

　SINPHONI の研究成果を踏まえて，2011 年に DESH の画像所見を重視した診療ガイドライン第 2 版が森 悦朗先生を中心に発行，2012 年に論文掲載された[10]．その頃，日本では iNPH に対して，より低侵襲な手術として腰部クモ膜下腔 - 腹腔短絡術（L-P シャント術）が広まってきていたので，その有効性を示すことを目的とした SINPHONI-2 研究が 2010 年に始動し，ほぼ同時期に全国悉皆疫学調査（Japan Shunt Registry：JSR）や全国病院アンケート調査が行われた．SIN-PHONI-2 の研究成果が 2015 年に Lancet Neurology[11] に掲載されて以降，SIN-PHONI と SINPHONI-2 のデータを二次活用した論文が多数掲載された．これらの研究成果を踏まえて，2020 年に iNPH の診療ガイドライン第 3 版が発行，2021 年に論文掲載された[12]．国際水頭症学会は 2012 年に京都で石川正恒先生が大会長，2017 年に神戸で森 悦朗先生が大会長，2024 年に名古屋で間瀬光人先生が大会長となって開催された．未だ他のアジア諸国では開催されたことはなく，世界

でも 3 回開催された国はなく，日本は iNPH 診療の先進国として国際的にも認知されてきた．もちろんこれまでに国際ガイドラインを改定しようとする動きもあり，米国神経アカデミー学会（American Academy of Neurology：AAN）の中で組織された委員により 2015 年に Neurology[13] に論文掲載されたが，翌 2016 年にもう一つの大きな学会である米国神経学会（American Neurological Association: ANA）の機関紙 Annals of Neurology の当時編集委員長だった Clifford B. Saper 教授が，「裸の王様（The Emperor has no clothes）」というタイトルで，先の Neurology の論文を痛烈に批判し，「iNPH にシャント手術は効かないし，行うべきではない」という私見を 2016 年に自分が編集委員長を務める Annals of Neurology に発表した[14]．この論文は国際水頭症学会の中でも大きな話題となり，結局，米国を中心とした国際ガイドライン改訂は行われなかった．少し時を経て，国際水頭症学会のコアメンバーが 2019 年 5 月に東京で集まり，第一回ガイドライン改定会議が開催された．この会議で Wikkelsö 先生が「まず最初に，混沌としている NPH, iNPH の名称を整理したい」と提案され，次章の名称変更検討グループ（p.8）が組織された．

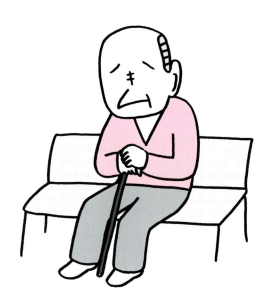

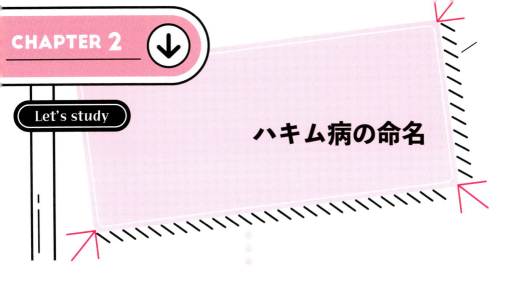

CHAPTER 2

Let's study

ハキム病の命名

何故,名称変更が必要であったか

　成人の慢性水頭症,正常圧水頭症,NPHに関連した名称は,水頭症の専門家が自分の経験した症例シリーズに基づいて分類を試みたり,従来の分類には属さないと考えられる水頭症を発見したとする研究者が論文内で新たに命名する等が歴史的に繰り返され,名称が乱立しており,有病率や診断・治療法の確立,病態生理の解釈の妨げとなっていた.

　特発性(クモ膜下出血など先行する疾患のない原因不明の)正常圧(頭蓋内圧が正常範囲の)水頭症という名称は,前述したようにすでに定着していたが,昨今の研究により病態解明が進み,ことさらに原因不明という疾患ではなく,全ての患者が正常圧とは言えない等,実臨床や病態生理に即していないという批判があった.さらに,特発性正常圧水頭症,iNPHという名称そのものが2000年以降の新たなエビデンスの蓄積を無視して,頑なに病気を否定する脳神経内科医,脳神経外科医がはびこる温床になっているのではないか.実際には患者数が相当多いも関わらず,なかなか病院を受診する患者が増えない理由の一つが,名前が複雑で難解な印象を与え,専門家以外には浸透しにくいのではないかという疑念もあり,名称変更を求める声が国際的にも高まっていた.

名称変更検討会議

　名称変更検討グループの発起人であった Wikkelsö 先生は，2019 年の第一回ガイドライン改定会議の後，システマティックレビューを早速計画され．2020 年 1 月，突然，私のもとにスウェーデン語のメールが送られてきた．そのメールには，スウェーデンの先生達と統計学者で，すでに水頭症に関する論文が大量に集められていることが書かれていた．そのメールに Wikkelsö 先生より「スウェーデンの脳神経内科医の Katarina Laurell 先生と Daniel Jaraj 先生に加えて私の 4 人で 4043 論文を仕分けして，水頭症の名称に関連する論文を選定しよう！」という軽い感じでシステマティックレビューに招待された．承知して作業が始まったが，早々に Jaraj 先生が脱落してしまい，何とか 3 人で仕分け作業を完遂した．論文のタイトルと抄録から，大人の水頭症の名称に関連した 71 論文に絞り込んで，文献を取り寄せて内容を確認し，名称変更検討に残すべき 33 論文を選定した．33 論文から 48 の異なる名称を同定し，論文中に記載された症例の発症年齢，症状，病態生理等を分析して，新たな名称分類を構築することとなった．この作業から新たにスウェーデンの脳神経内科医 Mats Tullberg 先生（現国際水頭症学会理事長で，Wikkelsö 先生の後任のイェーテボリ大学脳神経内科教授），日本から宮嶋雅一先生（順天堂大学）をメンバーに加え，やはり名称変更は英語なので英語が母国語である英国か米国の先生にもメンバーになってもらった方が良いということで，英国から Laurence D. Watkins 先生と Ahmed K. Toma 先生（National Hospital for Neurology and Neurosurgery 脳神経外科）が加わり，計 7 名のメンバーで 2020 年秋頃から毎月 1 回，名称変更検討会議がオンラインで行われた（この頃，コロナ禍の影響で，オンライン会議が世界的に行える環境になっていた）．約 1 年間の協議の末，正常圧水頭症（Normal Pressure Hydrocephalus：NPH）を**大人の慢性水頭症（Chronic Hydrocephalus in Adults：CHiA）**に改め，発症時の年齢，症状，病態生理等に基づいて，新たに 7 つのグループに分類した．

① 　Hakim's disease（ハキム病）：従来，特発性正常圧水頭症（iNPH）と呼ばれていた慢性水頭症．発症時年齢は平均 75 歳で，歩行・バランス障害，物忘れ，尿失禁の 3 つの症状が次第に進行．

② 　Early Midlife hydrocephalus（中年期前半水頭症）：ハキム病と同じ症状の他

に，頭痛，視野異常，めまい，失神等の症状で40代，50代に発症する慢性水頭症で脳室拡大が顕著.

③ Late Midlife hydrocephalus（中年期後半水頭症）：ハキム病と同じ症状の他に，頭痛，視野異常等の症状で60代から75歳までに発症する慢性水頭症で脳室拡大が顕著.

④ Secondary hydrocephalus（二次性もしくは続発性水頭症）：クモ膜下出血，脳腫瘍，頭部外傷，髄膜炎等の脳疾患に続いて発症する慢性水頭症.

⑤ Compensated hydrocephalus（代償性水頭症）：脳室拡大が顕著にも関わらず，頭痛等の軽微な症状か，ほとんど症状をきたしていない慢性水頭症.日本の山形大学のグループが提唱したAVIM（Asymptomatic Ventriculomegaly with features of iNPH on MRI）もこの分類に含む.

⑥ Genetic hydrocephalus（遺伝性水頭症）：家系内で慢性水頭症が複数人発症し，遺伝的要因の影響が強く示唆される，もしくは疾患関連遺伝子が同定された慢性水頭症.

⑦ Transitioned hydrocephalus（移行性水頭症）：幼少期に水頭症と診断され，成人期に移行した慢性水頭症.

Hakim's disease（ハキム病）の名称については，いろいろな候補があり，一番長い時間ディスカッションが行われたが，最終的には多数決で決定した．（学会で公表してしまうと，それを聴講した別のグループが自説として先に論文にしようとする動きを警戒して）決定後はできるだけ迅速に論文で公表してから，国際水頭症学会で会員に公表して，皆の意見を聴きつつ，新名称を広めていこうという方針となった．しかし，その目論見は上手くいかなかった．

2022年1月に論文が完成し，ある雑誌に投稿したが，査読者が皆，この論文の重要性には理解を示しつつも，最終的な名称が受け入れられず，不採択となった．中でも，ハキム病の名称については，アルツハイマー病やパーキンソン病は広く認知されているが，このような病気を発見した人の功績を讃える意味も込めて付けられる名称はEponym（エポニム）と呼ばれ，新たに付ける病名としてはあまり推奨されないという意見が大きかった．また，国際グループではあるが，国際水頭症学会内で議論され，承認された名称ではないとも指摘された．我々としては，7人でもなかなか意見がまとまらず，最終的には多数決となったように，そ

れぞれの意見を持っている専門家集団で名称を一つに決めるのは困難であることは明白であった．しかし，実際には 2022 年 9 月に Tullberg 先生が会長として，Wikkelsö 先生が第一回を開催して以来の 2 回目となるスウェーデン・イェーテボリで開催された国際水頭症学会（コロナ禍のため，2020 年に開催予定だったが，2020 年は中止，2021 年はオンラインで開催され，3 年ぶりに実現したリアルの国際学会）の目玉企画として『Rethinking the Classification of Hydrocephalus』の特別シンポジウムが開催され，Tullberg 先生と Toma 先生が登壇し，学会の著名な先生方から多くの賛否両論のコメントを頂いた．その後もメジャーな雑誌に投稿したが，必ず異なる意見を持つ査読者がいて，不採択が続いた．一番惜しかったのは，米国神経アカデミー学会の機関誌である Neurology が major revision（再投稿を許可）としてもらえたが，査読者に指摘されたシステマティックレビューの方法（やり方）を今更修正することは困難であり，編集者より「システマティックレビュー」の内容と「名称変更」の内容を 2 つの論文に分割して再投稿するように求められ，皆で協議した結果，大幅な修正を嫌って，再投稿はせず，投稿誌を変更した．最終的に，World Neurosurgery が企画していた水頭症の特集号に投稿し，すぐに受理され，ようやく 2024 年 3 月に論文掲載に至った[15]．

　私はこの名称変更検討会議のメンバーの一員として，日本で「ハキム病」の名称を広める責務があると考え，学会や学術雑誌で使い続け，最初は iNPH と併記，通称でもかまわないので，アルツハイマー病やパーキンソン病と一緒に高齢者に多い病気の一つとして認知してもらいたい考えている．

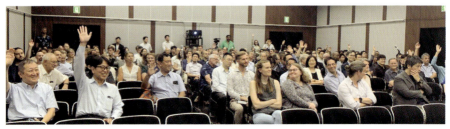

ハキム病支持派 "Which name is better?" 2024 年 9 月 13 日 PreMeeting Seminar にて

CHAPTER 3

Let's study

ハキム病の頻度（疫学）

ハキム病の患者は実際にはどれくらいいるのだろうか？

2012年に行われたiNPH病院アンケート調査では[16]、日本全国の4,220病院に郵送によるアンケート調査を行い、1,804病院（回収率42.7%）からの回答を集計した結果、ハキム病（iNPH）と診断された患者は3,079人で、うちシャント手術を受けた患者は1,815人（約60%）であった．この結果から、2012年に治療を受けた日本全国の患者総数は約1万3千人、うちシャント手術を受けた患者数は約6千700人と推計された．この調査結果に基づいて、ハキム病（iNPH）と診断される確率（罹患率）は**60歳以上で年間0.03%**（10万人あたり約30人）、**70歳以上でも80歳以上でも0.05%と試算された**．この試算は病院を対象とした疫学研究（hospital-based study）による他国からの報告とも概ね一致したものであった[16]．

しかし、一地域在住する住民を対象もしくは人口統計を利用した疫学研究（community/population-based study）では、図1 に示すように調査対象の年齢によって頻度は異なるが、60歳以上の有病率は0.5～1%未満[17]、65歳以上で1～3%未満[18,19]、70歳以上で3%近くなり[20]、80歳以上に限定すれば7%近くまで有病率は高くなると推計されている[21,22]．

有病率から罹患率を試算するには、ハキム病の死亡率や人口動態などが関連するため正確な試算は難しいが、**60歳以上で年間0.1%、70歳以上で年間0.3%、80歳以上で年間0.7%くらいと推定する**と、病院アンケート調査の約3倍～10倍の差があり、高齢者ほど隔たりが大きくなっている（つまり病院を受診せず、

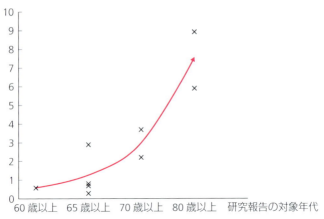

図1 同年代の人口当たりの患者割合（%）

診断に至らない）ことが予想される．2012年の調査から10年以上経過しているので，この10年の啓発活動によって受診率は向上していると期待しているが，未だにほとんどシャント手術が行われていない地域もあり，発見されない潜在患者数が多く，地域格差の大きい病気であると考えられる．

なお，山形・高畠町の地域住民を対象としたコホート研究によって，MRIではハキム病に特徴的な画像所見（後述のDESH）を認めるものの，歩行障害や認知機能障害，排尿障害を含めて全く症状がない人が一定数いることが発見された[17]．さらに，その人達は，追跡期間中に高い確率でハキム病の症状が出現していたか，死亡していたと報告された[23,24]．つまり，髄液の排出障害によって髄液が増えてきても，症状がないまま経過する時期がハキム病には存在し，この状態はAsymptomatic Ventriculomegaly with features of iNPH on MRI（AVIM）と名付けられ[17]，新分類ではCompensated hydrocephalus（代償性水頭症）に含まれる[15]．

ハキム病を発症するリスク要因

ハキム病は，クモ膜下出血，脳腫瘍，頭部外傷，髄膜炎等の先行する脳疾患がある続発性水頭症や，水頭症の家族歴が明らかな遺伝性水頭症を含まないが，原

> 3 ハキム病の頻度（疫学）

因不明の特発性で，何も発症に関連するリスク要因がないというわけではない．

最も関連しているリスク要因は加齢である．加齢以外にこれまで多数のリスク要因の報告があるが，病気（基礎疾患）ではコンセンサスが得られている順に**糖尿病**[25-27]，**高脂血症や高血圧症**[28]が挙げられ，**生活習慣では多量飲酒**[29,30]や**運動不足**[28]は強く関連しているが，喫煙は関連していないだろうと考えられている[31]．これらの病気や生活習慣は，血管障害性認知症やアルツハイマー病など認知症のリスク要因としても認知されており，飲酒習慣を見直すことや糖尿病や高血圧症の薬物療法によるコントロールはハキム病の発症・症状進行の予防に有効な可能性がある．

睡眠時無呼吸症候群[32,33]や緑内障[34]や統合失調症[35,36]などの疾患の併発率が高いと報告され，病因に髄液動態が関与している可能性から注目されているが，これらはリスク要因ではなく，アルツハイマー病[37,38]，前頭側頭型認知症[39]，パーキンソン病[40]，パーキンソン関連疾患[41]等の神経変性疾患の併存率がハキム病に高いことと同じで，ハキム病に併存しやすい疾患と考える．ただし，ハキム病との因果関係は分かっていないので，併存疾患の薬物療法によるコントロールがハキム病の発症・症状進行の予防に有効なのか，逆に早期のシャント手術が併存疾患の進行予防に有効なのかは，証明されていない．

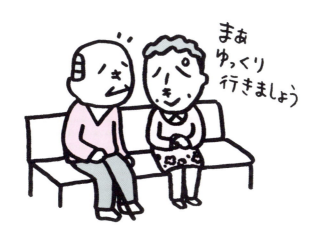

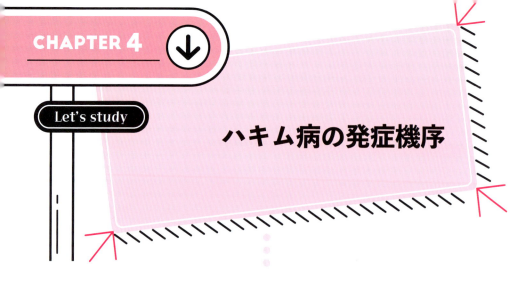

ハキム病の発症機序

Let's study

　ハキム病は髄液が病的に溜まることから始まると考えられる．幼少期に発症する水頭症では髄液産生過多が原因となることもあるが，高齢者では考えにくく，髄液排出障害が背景にあると考えられている．髄液排出の経路については，近年，小動物からヒトまで素晴らしい研究成果が続々と発表されており，従来の上矢状静脈洞に陥凹するクモ膜顆粒から静脈洞内に吸収されるという古典的な経路は間違っており，「髄液は硬膜内リンパ管網へ排出されている」という新説が真実と考えている 図1 ．

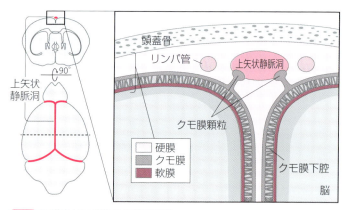

図1　硬膜内リンパ管から髄液排出
（Mundt S, et al. Cell. 184（4）：858-60, 2021 より）

14

4 ハキム病の発症機序

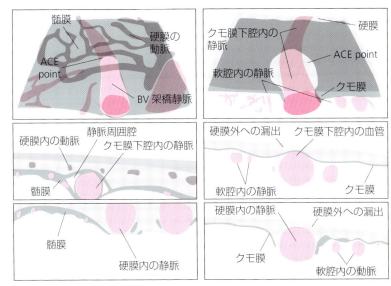

図2 Arachnoid Cuff Exit（ACE：クモ膜袖口）からの髄液排出
(Smyth LCD, et al. Nature. 627（8002）: 165-73, 2024[44]）より）

　中でも米国の Jonathan Kipnis 先生の研究グループは，この経路を詳しく証明しており[42-44]，太い架橋静脈が上矢状静脈洞へと合流する頭頂部周囲のクモ膜下腔内から Arachnoid Cuff Exit（ACE：クモ膜袖口からの排出口）ポイントを介して硬膜内のリンパ管網へと髄液は排出されることを近年，明らかにした 図2 [44]．

　また，頭頂部の硬膜内リンパ管網は，静脈洞周囲を並走する硬膜内リンパ管へ集合して，頭蓋外・頚部リンパ管へとつながる．この硬膜内リンパ管は，加齢によって退縮し[42,45]，アルツハイマー病では病的に退縮していることが証明され[42]，Glymphatic 機構[46-49]を含めて，加齢によって脳内に老廃物が蓄積して認知症を発症するメカニズムとも関連して注目されている．

　では，加齢によって髄液が増えると，なぜ脳室が拡大し，なぜハキム病では DESH と呼ばれる特徴的な髄液分布を示すのだろうか？

仮説 1．脳室拡大の機序

　髄液は，脳動脈もしくは脳の拍動，呼吸による胸腔内圧の変動，頭部の動き等によってダイナミックに複雑に動いている[50-52]．これらの髄液の波のような動きは，後頭蓋窩と頭蓋底近傍のクモ膜下腔が主であり，正常の脳室内では大きな波はほとんど観察されない．第四脳室の尾側正中のマジェンディ孔（図3 の赤矢印）と左右のルシュカ孔（図3 の黒矢印）が後頭蓋窩のクモ膜下腔と交通しており，その形状は第四脳室側から髄液は流出しやすいが流入しにくい漏斗状を呈しており，後頭蓋窩の大槽部クモ膜下腔に発生している大波のような動きが脳室内に伝わりにくい構造をしている．

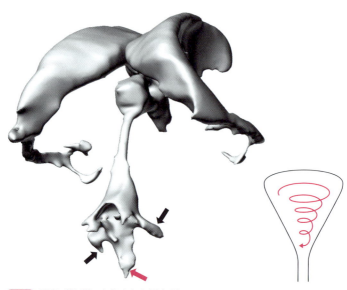

図3　脳室（健常）を後方から見た図

4 ハキム病の発症機序

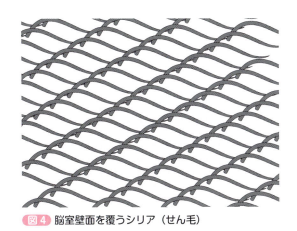

図4 脳室壁面を覆うシリア（せん毛）

　脳室には，その壁面を全て覆う"せん毛（シリア：cilia）"が，ムチを打つような律動性運動をして，壁面近くでは定常流（一方向性の流れ）が存在しているとされている[53]．せん毛による定常流は，気道であれば気道内異物や喀痰を外へ掃き出す役割や，卵管であれば排卵された卵を子宮へ移送する役割があるように，脳室内でも脈絡叢から放出されたホルモンやサイトカインなどのタンパクを脳室周囲器官や神経核に送り届ける役割や，脳活動によって生成したアミロイドβやリン酸化タウなどの異常蛋白（老廃物）を排出する役割があると考えられている 図4．

　健常な（病的ではない）加齢に伴う脳萎縮（脳体積の減少）によって，頭蓋内の髄液の総量は，20代で平均265 mL（頭蓋内容積の平均20％未満）だが，毎年約3 mL（約0.2％）ずつ増加し，80歳以上では平均450 mL以上（平均30％以上）まで増加する[54]．この増加した髄液の90％はクモ膜下腔に存在し，残り10％が脳室に存在する．脳室は20代から50代までは平均20 mL（平均1.5％）で，大きい人でも40 mL（3％未満）くらいまでの大きさを維持しているが，60代で平均30 mL（平均2％），70代以上で平均45 mL（平均3％），大きい人では60 mL（4％

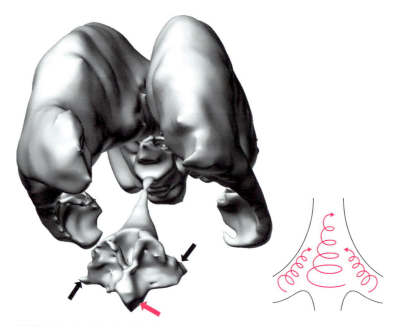

図5 脳室（ハキム病）を後方から見た図
ハキム病の第四脳室の尾側正中のマジェンディ孔（赤矢印）と左右のルシュカ孔（黒矢印）が拡大している様子

超）となり，20代の2〜3倍くらいまで増大する．この加齢に伴う脳室拡大によって，マジェンディ孔とルシュカ孔が開いてくると 図5 ，大槽部クモ膜下腔で発生する大きな波が，第四脳室内に流入・伝搬しやすくなり，中脳水道を通過する髄液の波が増えることになる 図6 [52]．

さらに，第三脳室内の髄液の動きが活発になると，側脳室と第三脳室をつなぐ左右のモンロー孔を通過する髄液の拍動も増える．この髄液の拍動の増加，つまり大波がやってくると，脳室壁を覆うせん毛の律動性運動を妨げられ，せん毛が抜け落ちる 図7 [55]．

せん毛が脱落すると，脳室壁面の上衣細胞が毛のない状態にさらされ，髄液の拍動の増加によって増大した振動せん断応力にさらされて[56]，壁面を拡張しようとする力と上衣細胞の変性・脱落により，脳室壁が壊れて拡大しやすくなると考えている[31]．

> 4 ハキム病の発症機序

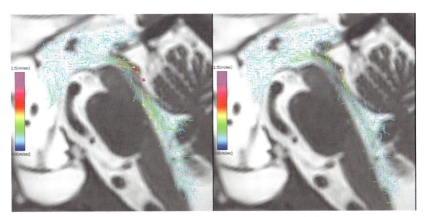

図6 ハキム病患者の脳室内の髄液の動きを4DフローMRIで観察
矢印は全て流速ベクトルを表している．赤色に近いほど流速が速く，青色に近いほど遅い流速である．中脳水道で上から下への流れと，下から上への流れが観察される．

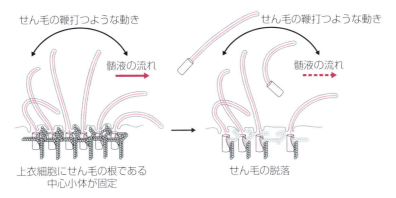

図7 脳室壁面上のせん毛が抜ける機序
脳室壁面上には一層の上衣細胞が並んでおり，その表面にせん毛が生えている．髄液の流れに合わせて一定のリズムのせん毛の鞭打つような動きが観察されるが，髄液の流れが弱くなったり，異なる向きの流れが増えると，せん毛の根のような役割をしている中心小体がはずれて，せん毛が抜けてしまい，脳室壁面が壁面せん断応力（wall shear stress）にさらされる．
(Mahuzier A, et al. Nat Commun. 9（1）：2279, 2018 より)

仮説2．DESH の機序

　健常加齢に伴う脳萎縮によって，脳室よりもクモ膜下腔の方が早期から拡大していく．クモ膜下腔は20代では平均250 mL（頭蓋内容積の平均17%）だが，60代で平均335 mL（平均23%），70代以上で平均375 mL（平均25%以上），大きい人では420 mL（30%超）となり，20代の1.5〜2倍くらいまで大きくなる[54]．

　クモ膜下腔はその名の通り，クモの巣のようにクモ膜小柱と呼ばれる糸状の膜 図8 が張り巡っていて，本来は広がりにくい構造になっているが，加齢による脳萎縮によって，クモ膜下腔が広がってくるとクモ膜小柱は引き延ばされて，いずれ切れてしまう．高齢者ほど，クモ膜小柱は少なくなり，クモ膜下腔はルーズで開きやすくなっている．

　上述のように60代以降で脳室が拡大してくると，マジェンディ孔とルシュカ孔が開いて，脳室内に髄液が入り込んで，拡大しやすくなる．一方，クモ膜下腔はクモ膜小柱の少ないルーズなクモ膜下腔であるほど拡大しやすくなる 図9 ．

　側脳室とクモ膜下腔が大きくなってくると，マジェンディ孔，ルシュカ孔以外の場所でも髄液が交通するようになる[57]．その一つが，脈絡裂であり，脈絡叢の付着基部にテニア（tenia）と呼ばれる薄膜によって脳室とクモ膜下腔が仕切られ

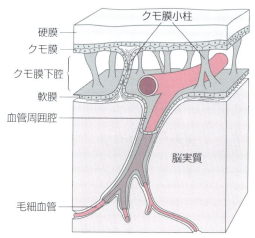

図8　クモ膜下腔内のクモ膜小柱

4 ハキム病の発症機序

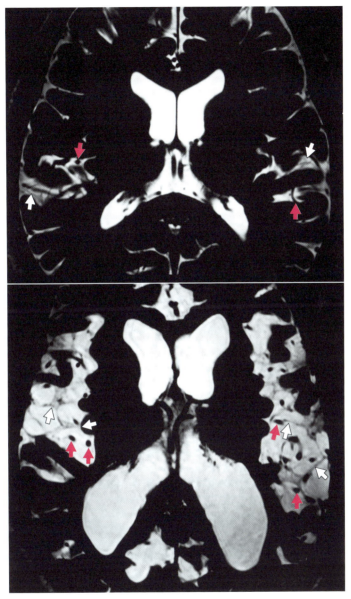

図9 MRIで観察するクモ膜下腔内のクモ膜小柱
上段は健常高齢者，下段はハキム病の MRI 画像．
クモ膜下腔内の動脈（赤矢印）を支えるクモ膜小柱（白矢印）

ている．特に，海馬を栄養する動静脈の経路である脈絡裂の下脈絡点は海馬采と呼ばれるテニアで側脳室下角と迂回槽を仕切っているが，髄液が増加して，脳室とクモ膜下腔が拡大してくると海馬采が伸びて容易に交通するようになる **図10**．また，第三脳室は上面で中間帆と呼ばれるクモ膜下腔と接しており，脈絡叢によって仕切られており，髄液が増加すると容易に交通するようになる．

　これらの髄液が増えすぎた時のオーバーフロー装置のような役割をする臨時の髄液交通路により，脳室と脳底槽・シルビウス裂は一体となって拡大する．さらに脳底槽は後頭蓋窩クモ膜下腔，脊椎クモ膜下腔と繋がって拡大する．髄液は，脳と脊髄が繋がる頭蓋骨の大孔部（大槽周囲）で最も大きく拍動しており，高位円蓋部（頭頂部・てっぺん）が最も拍動が小さい[58]．増えた髄液を最も効率よく動かすために，自然と大孔部に髄液が偏って集まり，後頭蓋窩クモ膜下腔と開いたマジェンディ孔とルシュカ孔を介して第四脳室が拡大し，さらに脳底槽・シルビウス裂と第三脳室・両側脳室が一体となって拡大すると，遠位端である高位円蓋部の脳とクモ膜下腔が圧縮され，DESH の髄液分布を呈するのではないかと考えている．

　我々は，このような脳循環を含めた髄液動態研究を 4D Flow MRI や IVIM MRI などの流体を可視化する画像と数値流体解析（CFD 解析）を組み合わせて行っており，2024 年時点で，名古屋市立大学，滋賀医科大学，東北大学，山形大学の医学部と，東京大学，大阪大学，東京工業大学（2024 年秋より東京科学大学に名称変更）の工学部の生体医工学研究者，富士フイルム株式会社が参加する産学・医工連携共同研究に発展している．

4 ハキム病の発症機序

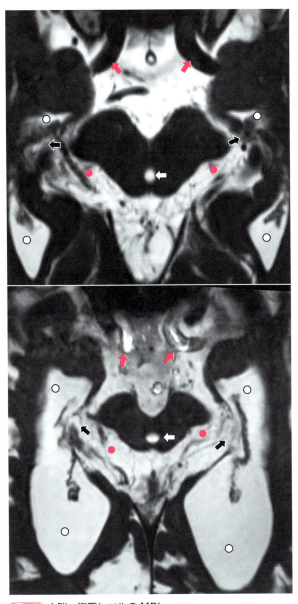

図10 中脳・海馬レベルの MRI
上段は健常高齢者，下段はハキム病の MRI 画像．
黒矢印が脈絡裂の下脈絡点．白矢印が中脳水道．赤矢印が内頚動脈．
○印が側脳室下角．●印が迂回槽．

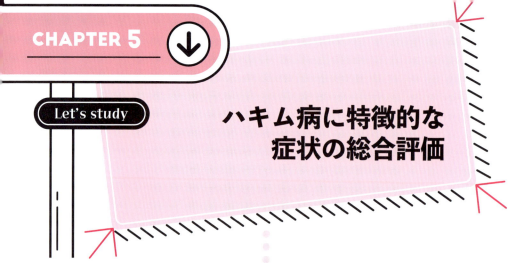

ハキム病に特徴的な症状の総合評価

ハキム病は，1965 年の The New England Journal of Medicine に掲載された論文[2]の中でも，歩行障害，認知障害，排尿障害の 3 つの症状が主症状で，治療によって改善したと記載されおり，**Hakim triad**（ハキムの三徴）として認知されている．

iNPH Grading Scale

症状の重症度は，世界中で様々な評価法・スケールが使われているが，日本オリジナルの iNPH Grading Scale 表1 は信頼性，妥当性が検証されており，簡

表1 iNPH Grading Scale

重症度	歩行障害	認知障害	排尿障害
0	正常	正常	正常
1	ふらつき 歩行障害の自覚のみ	注意・記憶障害の自覚のみ	頻尿，または尿意切迫
2	歩行障害を認めるが，補助器具（杖，手摺，歩行器など）なしで歩行可能	注意・記憶障害を認めるが，時間・場所の見当識は良好	時折の尿失禁 (1〜3 回 / 週，以上)
3	補助器具がなければ，歩行不能	時間・場所の見当識を認める	頻回の尿失禁 (1 回 / 週，以上)
4	歩行不能	状況に対する見当識は全くない，または意味のある会話が成立しない	膀胱機能のコントロールがほとんど，全く不可能

（日本正常圧水頭症研究会特発性正常圧水頭症診療ガイドライン作成委員会．特発性正常圧水頭症診療ガイドライン．メディカルレビュー社（大阪），2003 より）

易な尺度として国内だけでなく，他のアジア諸国，イタリアやブラジルなどでも広く使われている．初診時，タップテスト前，タップテスト後，シャント手術後などの節目に歩行障害，認知障害，排尿障害の重症度を簡単に評価するのに適している．

modified Rankin Scale（mRS）

日常生活自立度の重症度の評価は modified Rankin Scale（mRS 表2 ）が世界共通で術前後の評価として使用されている．

SINPHONI 研究（V-P シャント術）[9] と SINPHON-2 研究（L-P シャント術）[11] では，mRS と iNPH Grading Scale を治療効果判定の主要評価に用いており，いずれの術式で手術しても1年後に，約7割の患者がmRSで1点以上の改善，iNPH Grading Scale の歩行障害は約6割，認知障害は約5割，排尿障害は約5割の患者が1点以上の改善，合計点で1点以上の改善が約7割の患者で認められた [59, 60]．もう少し改善率の良い報告もあるが，そのほとんどは単一施設のケース・シリーズであり，多施設共同研究ではおよそ7割の患者が一段階くらい改善し，1割未満の確率で症状が悪化するリスクがあると考えるのがハキム病のシャント手術後の経過予測の現状である．

しかし，ここで注意しなければならないのは，主観的な評価スケールは主治医や患者もしくは患者家族の印象の影響を受けやすい．具体的には，評価者である主治医が術後に明らかに改善しているように見えたので，患者もしくは家族が良くなったと言っているので，「一段階改善」と安易に判定しがちである．しかし，重症度は，あくまで症状から判定すべきである．例えば，歩行障害がシャント術

表2 modified Rankin Scale（mRS）

0	全く症状・障害なし
1	何らかの症状はあるが障害はない（通常の仕事や活動は全て行うことができる）
2	軽度の障害：以前の活動の全てはできないが，身の回りのことは援助なしにできる
3	中等度の障害：何らかの介助を要するが，援助なしで歩行できる
4	比較的高度の障害：歩行や日常生活に介助が必要
5	高度の障害：ベッド上での生活，失禁があり全面的な介助が必要
6	死亡

後に明らかに改善していても，歩行時に杖を必要とするのが変わらなければ，歩行障害の重症度は iNPH Grading Scale では 3 のままであり，患者の表情が豊かになり，よくしゃべり，反応が速くなっても，日付を間違えたままであれば，認知障害の重症度は同じく iNPH Grading Scale では 3 のままにすべきだが，「一段階改善」と判定しがちである．そこで，SINPHONI-2 では，シャント手術を行った脳神経外科医ではなく，脳神経内科医・精神科医・リハビリテーション科医や理学療法士，心理士など直接手術に関わらない評価者が術前後，タップテスト前後の評価することに取決められていた（術者による術後の主観評価は信用できないことは皆が認めていた）．

　また，これらの主観評価は，施設間，診療科間，評価者間，さらには同じ評価者であっても 3 か月以上の時を空けて以前の評価を参考にせずに評価すると，判定が異なる可能性が高いことが裏付けられている [61]．

　後述のように，歩行障害であれば Timed Up & Go test（TUG）や直線歩行試験，認知障害であれば Mini-Mental State Examination（MMSE）や Frontal Assessment Battery（FAB：前頭葉機能検査）等による客観的，定量的な評価がシャント術前後の評価に有用であることが証明されており，信頼性は高くなる．しかし，ハキム病に特有の歩行障害や認知障害の症状変化を全て網羅した定量評価とは言えず，また外来診療中に評価するには煩雑であるため，簡便かつ信頼性の高い定量評価法が確立されるまでは主観的な評価も同時に評価した方が良いと考えている．上述のように，ハキム病は症状が進行する病気かつ適切な治療が施されても mRS や iNPH Grading Scale で一段階の改善に留まる病気であり，早期発見と早期治療介入が重要である．さらに，ハキム病と診断された後にシャント術を行わなければ死亡リスクは約 2 倍上昇し [62]，シャント術が平均 6 か月遅れると 4 年死亡率が 10% から 40% に上昇し，死亡リスクが約 2.5 倍上昇する [63] とスウェーデンから報告されており，**診断の遅れ，治療介入の遅れが生命に関わる**ため，無為に治療介入を遅らせないよう認識を改めるべき病気と考えている．

Hellström iNPH Scale

2004 ～ 2008 年に行われたヨーロッパの多施設共同研究 European iNPH Multicentre Study Group（Eu-iNPH）では，Per Hellström 先生が考案された「歩行障害」，「バランス障害」，「認知障害」，「排尿障害」を評価するスケール[76] が採用された．

日本の iNPH Grading Scale と大きく異なるのは，歩行障害とバランス障害を分けて評価している点である．

歩行障害は，健常歩行から車椅子生活（歩行不能）までを 8 段階で評価した上で，急がない 10 m 歩行の歩数と秒数の定量評価を組み合わせで，合計 300 点満点で評価している．

バランス障害は，30 秒以上の片足立ちから介助なしで起立困難までを 7 段階で評価し，合計 100 点になるように換算する．

認知障害は，Grooved Pegboard Test，Rey Test，Stroop Test（Color naming と Interference）の点数による定量評価で，合計 400 点満点で評価する．

排尿障害は，正常から尿便失禁までを 6 段階で評価し，合計 100 点になるように換算する．

点数が低いほど，それぞれの症状が重症であると評価される．

国際共同研究のアウトカム評価を目的として作成されたスケールであり，できるだけ客観性を担保するために，主観評価と定量評価を組み合わせているが，複雑で時間がかかり，外来診察中に評価することは難しく，簡易評価スケールではないため，使用している研究は限定的である．

CHAPTER 6

Let's study

ハキム病に特徴的な歩行障害

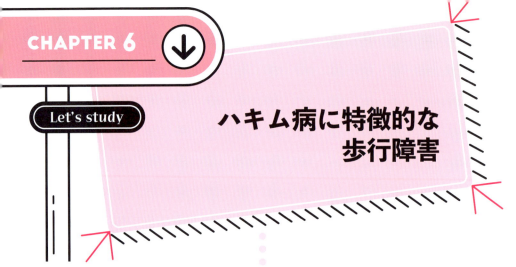

歩行障害

　ハキム病は歩行障害で見つかることが多い．

　ハキム病に特徴的な歩容として，小刻み歩行（歩幅の減少），開脚歩行（歩隔の減少），すり足（足の引きずり，挙上高の低下） 図1 ，すくみ足（第一歩が出ない） 図2 が最も観察される．外来で待合室から診察室に入ってくる時やベッドから立ち上がってトイレに行く時など，歩行開始時や狭い場所を歩く時，方向転

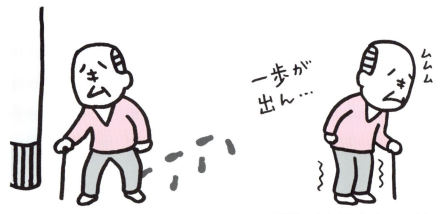

図1 ハキム病に特徴的な「開脚」「小刻み」「すり足」歩行

図2 ハキム病とパーキンソン病に共通する「すくみ足」

換時に症状が悪化しやすく,転倒しやすいので注意が必要である.また,比較的歩行障害が軽症な患者でも,ふらつき(バランス障害,姿勢反射障害,不安定性)で転倒する,下り坂で止まれなくなり転倒する突進現象 図3 ,長時間もしくは長距離を歩くと前のめりに突進するように加速して転倒する間欠的歩行障害などでも転倒しやすく,**転倒歴(何回,いつ)**は必ず聴取した方が良い[64,65].

パーキンソン病でよくみられる歩行障害,すり足,小刻み歩行,すくみ足,突進現象とよく似ているため鑑別が難しいが,よく知られているのは,ハキム病は歩行中に足が開きやすい(開脚歩行)だが,パーキンソン病は足が開かない(閉脚歩行) 図4 .また,パーキンソン病では号令,メトロノームなどの音や目印となる線などの外的なきっかけによって歩行が改善することがあるが,ハキム病では外的キューによる歩行の改善効果は認められないとされている[66].

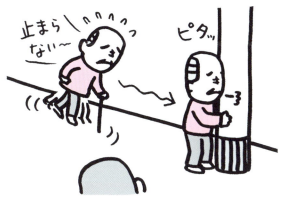

図3 ハキム病とパーキンソン病に共通する「突進現象」

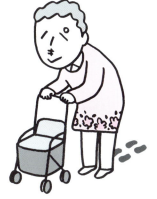

図4 パーキンソン病に特徴的な「閉脚」小刻みすり足歩行

Timed Up & Go test（TUG）

　歩行障害の重症度評価は，前述のように主観的評価では検者間や施設間で判定が異なる可能性があり，特にタップテストや髄液シャント手術前後の評価には3 m の Timed Up & Go test（TUG）[67,68] が最も多く使われている．

　日常生活動作を計測する定量評価法として，1986 年に Mathias らが Get Up & Go test（GUG）を提唱した．この方法で歩数や秒数が計測されたが，秒数のみが信頼性，妥当性の高い指標であることが証明され，1991 年に Podsiadlo らが Timed Up & Go test（TUG）を提唱した．具体的には，椅子に座った状態から，スタートの合図で起立し，3 m まっすぐに歩き，U ターンして，再び 3 m 歩いて戻り，椅子に座るまでの時間（秒数）を計測する 図5 ．

　TUG は日常生活の基本動作を含んでおり，高齢者の運動能力や転倒リスクなどを評価する検査として世界中で使われている．日常生活動作に支障あり，転倒リスクありとするカットオフ値は，13.5 秒が最も多く用いられている．

　ハキム病（iNPH）では，診療ガイドラインの初版から TUG を定量評価に使用することをいち早く推奨していた．しかし，当時，どれくらい改善したら，後述のタップテストを陽性と判定するかのエビデンスは全くなかった．タップテスト

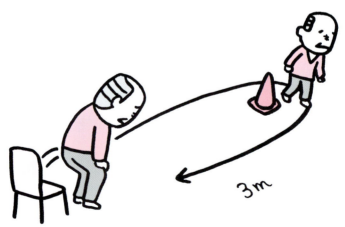

図5　Timed Up & Go test（TUG），3 m

で改善する秒数はタップテスト前の秒数に影響されることは明白であり，TUG の秒数の差ではなく，TUG の改善率（%）を採用して，暫定的にタップテスト前より 10% 以上の改善をカットオフ値として提案され[3]，診療ガイドラインの第 2版[10]でもそのまま踏襲された．専門家の感覚的には受け入れられやすかったが，TUG で 10% の改善は誤差範囲内だという意見もあり，米国の研究グループでは 20% 以上の改善をカットオフ値とする等，意見が分かれていた．我々が単一施設で評価した報告では，タップテスト翌日の TUG の時間がタップテスト前よりも 11% 以上改善していれば，シャント術後に iNPH Grading Scale で一段階の改善を感度 79%，特異度 80% で予測できた[69]．

　しかし，TUG をシャント術後の判定にも用いると，**TUG の改善率（%）ではカットオフ値を何%に設定しても，シャント術後の判定には有用ではない**ことが SINPHONI と SINPHONI-2 研究のデータで明らかとなった[67]．最終的に，シャント術後の評価でも TUG を用いるためには，5 秒が至適なカットオフ値であり，**タップテスト後に TUG が 5 秒以上改善した患者では，65% の確率でシャント術後に 5 秒以上の改善，40% の確率で 10 秒以上の改善が期待できる**ことを示した．ただし，タップテスト後に TUG が 5 秒以上改善を認めたのは SINPHONI と SINPHONI-2 研究参加者の 40% 未満であり，特に **TUG が 13.5 秒未満の軽微な歩行障害の患者では歩行障害が改善したとしてもタップテスト後もシャント術後も 5 秒以上の改善が難しい**ことは自明であり，TUG の秒数変化だけでは全ての歩行障害の変化を評価することができないので，別の評価法もしくは評価指標が必要であることが明らかとなった．

　そこで，我々は iPhone に内蔵されている加速度センサーとジャイロスコープを使って，TUG 施行中の 0.01 秒ごとの 3 軸（前後・上下・左右）方向の動作データを自動記録するアプリケーション SENIOR Quality（株式会社デジタルスタンダード）を使った動作解析研究を開始した．具体的には，スマートフォンを収納ベルトにしまって腰に巻き，iPhone が臍の辺りに密着するようにして，TUG 施行中の体幹部の加速度を SENIOR Quality アプリで計測したところ，ハキム病患者では TUG の秒数に関わらず，歩行障害が比較的軽症であっても，健常者と比較して前後（進行）方向，上下（垂直）方向，左右（水平）へ加速できていないことを発見した[68]．さらに，TUG が 13.5 秒以上の歩行障害が比較的重症の患

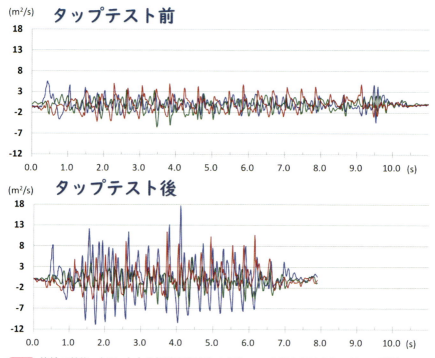

図6 体幹の前後・上下・左右の加速度の変化をiPhone内蔵の加速度センサーで計測
赤が前後方向，青が上下方向，緑が水平方向の体幹加速度の変化
X軸は時間，Y軸が加速度，タップテスト後に振幅が大きくなっている．

者では，タップテスト後やシャント術後にTUGの秒数が短縮するが，前後，上下，左右方向への加速の変化は小さいままだが，TUGが13.5秒未満の患者ではTUGの秒数はほとんど変わらなくても，前後，上下，左右方向への加速の変化が大きくなることを発見した 図6．

この TUG 施行中の 0.01 秒ごとの3軸（前後・上下・左右）方向の加速度の経時的変化を3つの折れ線グラフの振幅ではなく，3次元座標上にプロットして，その 95% 信頼楕円体体積を用いることで，一つの指標とした 図7．

TUGの時間が 13.5 秒未満の歩行障害が軽い患者では，TUGの時間よりも，体幹の加速度の 95% 信頼楕円体体積の変化が重要で，常に $70\,m^3/s^6$ 以上であった．一方，TUGの時間が 13.5 秒以上の重症の患者では，TUGの時間の変化が重要

で，加速度の 95% 信頼楕円体体積は常に 70 m³/s⁶ 未満であった．

しかし，この発見だけでは，ただの臨床研究に終わり，誰もが活用できる評価方法にはならないと考えた．そこで，まず，TUG の秒数と体幹加速度の 95% 楕円体体積を組み合わせて，50 点が秒数 13.5 秒，95% 信頼楕円体体積 70 m³/s⁶ となり，0 点から 100 点の間で正規分布し，0 点以下は歩行不能，30 点くらいは杖を必要とする歩行障害，80 点近ければ日常生活に支障ない歩行レベルとする新たな **iTUG スコア**（計算式：95% 信頼楕円体体積 × 0.8 / 1.9 − 1.9 × 秒数 + 60）を開発した．

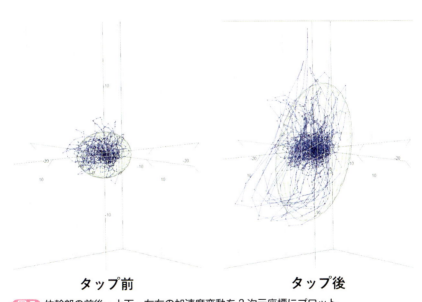

タップ前　　　　　　　　タップ後

図7 体幹部の前後・上下・左右の加速度変動を3次元座標にプロット

青の点と線が，0.01 秒ごとの 3 次元的な（前後・上下・左右水平方向の）体幹加速度の軌跡．黄色の楕円体が，その 95% 信頼楕円体．楕円体の体積がタップテスト後に大きくなっていることが分かる．

そして，TUGの秒数と95%信頼楕円体体積とiTUGスコアが検査終了直後に表示されるiPhoneアプリ『Hacaro（ハカロ）シリーズiTUG』を2018年4月に株式会社デジタルスタンダードより無料でリリースしてもらった 図8 ．この無料アプリを使うことで，介護施設や病院で転倒リスクを簡便かつ客観的に評価でき，健常高齢者は自宅にいながら身体能力を自己評価できるようになり，現在，多くの施設で使われている．

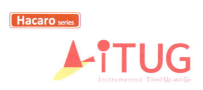

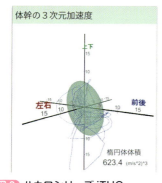
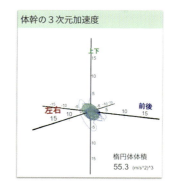

図8 ハカロシリーズiTUG

単純歩行検査

歩行検査では,歩数や歩幅,歩いている様子(歩容)を観察する.

歩行障害の重症度だけでなく,ハキム病に特徴的な歩容であるすくみ足,すり足,開脚歩行,小刻み歩行,突進歩行,不安定性,方向転換障害などの各病的歩容を評価するためには,起立・着座動作を含まない**単純な歩行**も重要である.5 m,10 m,30 m,15 歩,6 分間など様々な基準が用いられているが,直線歩行では 10 m,15 歩程度の短距離が採用されていることが多い.さらに,昔は歩いている様子をビデオに記録して,後から皆で観察して(主観的に)評価する方法しかなかったが,最近では歩行解析用の医療機器を用いた定量評価が進んでいる.最も歴史があるのは GAITRite 歩行解析システム 図9 で,床センサーマットの上を歩いて歩幅や歩行速度,一歩を遊脚期や立脚期に分離するなどを記録する.

体幹部や両足首に加速度センサーとジャイロスコープを搭載したバンドを巻いて歩行を計測する医療機器も販売されているが,我々は誰もが簡単に計測できることを重視しており,iPhone アプリ SENIOR Quality(株式会社デジタルスタンダード)の「歩行チェック」を使って,TUG と同様に直線歩行中の 0.01 秒ごとの 3 軸(前後・上下・左右)方向の体幹部の加速度の経時的変化を記録した.このアプリは,ジャイロセンサーで一歩を認識して,15 歩カウントすると自動で終了する.解析の結果,ハキム病に特徴的な病的歩容には(前後方向加速度の振幅)+(上下方向加速度の振幅)-(左右方向加速度の振幅)と(前後方向加速度の振幅)×(上下方向加速度の振幅)の 2 つの体幹加速度指標が有用であることを

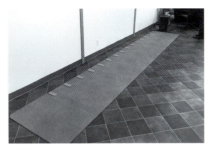
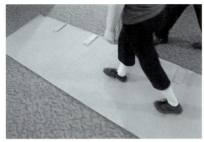

図9 GAITRite 歩行解析システム
(https://product.brck.co.jp/maker/c/cirsystems/gaitrite より)

発見した[70]．しかし，すり足，小刻み歩行，開脚歩行などの各病的歩容は，体幹部の加速度の経時的変化のみで評価することは困難であり，下肢の動きそのものを測定する必要があるという結論に至った．

　下肢の動きをリアルに測定するには，マーカー（反射ボール）を正確な位置に貼って赤外線カメラを多数連動させて3次元動作解析を行うモーションキャプチャーシステムViconが医療機器として承認されている 図10 ．このViconは歩行解析研究ではゴールドスタンダードだが，とても高額で大きな設備が必要で，準備にも時間がかかるため，実際の医療・介護の現場で使用することは困難である．

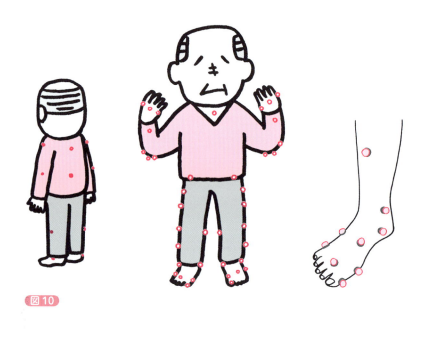

図10

6 ハキム病に特徴的な歩行障害

そこで，iPhone に内蔵されている人工知能（Artificial Intelligence：AI）チップと高性能カメラを使って，体にモーションキャプチャー用のマーカーを付けずとも，iPhone 一台のみで3次元動作解析を行う iPhone アプリ『Three D Pose Tracker for Gait Test（TDPT-GT）』（歩行解析研究用でリリース無）と『TDPT』 図11 （一般用／無料ダウンロード：https://digital-standard.com/tdptios/）を株式会社デジタルスタンダードが開発した[71]．

TDPT-GT では，AI を使ってヒトが動いていると認識させるために，頭から足先までがカメラの画角内におさまっている必要がある．さらに，AI で頭から足先までの全身24点の3次元座標を推定するためには画面に大きくおさまっている方が良いので，直線歩行ではなく，直径1mの円を歩いてもらう検査にした 図12 ．外来の診察室でも3次元動作解析を簡単に計測可能だが，ヒトが2人以上画面に入ると AI が誤認してしまうため，場所は限られる．これにより，歩行中の膝関節角度の変化を計測することが可能となった．

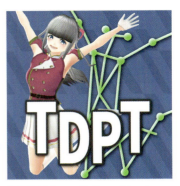

図11 Three D Pose Tracker (TDPT)
（無料ダウンロード：https://digital-standard.com/tdptios/）

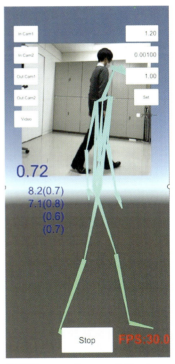

図12 スマートフォンを使った3次元動作解析

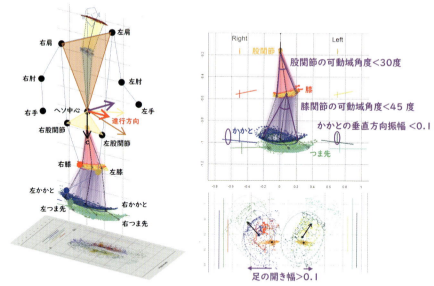

図13 3次元推定座標を2次元化して歩行動作解析

　この3次元相対座標を用いて，被検者本人の体軸に対する矢状断面，冠状断面，軸位断面へ投影した2次元相対座標と，その座標の動作軌跡（75%信頼楕円）に基づいた関節可動域角度や軌跡の中心間距離を計算する方法を新たに開発した（図13）[72]．

　この方法によって，矢状断面投影2次元相対座標上における左右の股関節の平均可動域角度が30度未満であれば「すり足歩行」，左右の膝関節の平均可動域角度が45度未満であれば「小刻み歩行」と「すり足歩行」，かかとの上がり幅が下肢の長さの10%未満であれば「すり足歩行」である可能性が高いことを発見した．さらに，「開脚歩行」の指標として，下肢の軸位断面2次元投影相対座標上における股関節の動いた軌跡（75%信頼楕円）の中心に対するかかとの動いた軌跡の中心の左右水平外側方向への偏移度と，かかとの動いた軌跡の中心に対するつま先の動いた軌跡の中心の左右水平外側方向への偏移度の合計が下肢全長の10%以上が最も信頼性が高かった．これらの「すり足歩行」「小刻み歩行」「開脚歩行」の定量的指標は，体軸面へ投影した2次元相対座標に変換することで計測が可能となった関節の可動域角度や軌跡の中心間距離などに基づいており，シンプルで

分かりやすく，また多くの人が保有するスマートフォンのアプリを活用しているため，広く浸透しやすく，一般化が期待される．

　我々は，このような歩行解析研究を行っており，2024 年時点で，名古屋市立大学，東北大学，山形大学，高知大学，順天堂大学，関西医科大学，大阪医科薬科大学，順天堂東京江東高齢者医療センター，洛和会音羽病院，国家公務員共済組合連合会東京共済病院，埼玉県済生会川口総合病院，国立病院機構東名古屋病院，信愛会脊椎脊髄センター，国立研究開発法人産業技術総合研究所が参加する共同研究に発展している．さらに，韓国，タイとの共同研究に発展し，いずれは，世界共通の国際評価法にしたい．TDPT-GT で取得した歩行データから 6 秒間分のデータを使って，病的歩容を検知する AI の開発[73]，歩行中の全身の $1/f$ ゆらぎの変化を用いて正常歩行とハキム病・パーキンソン病の病的歩行を判別する手法を開発[74] するなど，研究成果をあげており，今後さらに拡大・発展していく計画がある．

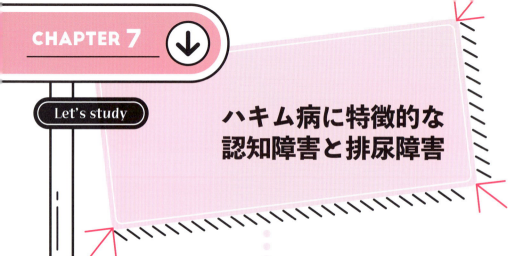

CHAPTER 7

Let's study

ハキム病に特徴的な認知障害と排尿障害

認知障害

　ハキム病に特徴的な認知障害は，注意障害（不注意のミスが多くなる），精神運動速度の低下（考えるのが遅くなる），遂行機能障害（やったことを忘れる），語想起能力の障害（言葉が出てこない）など，前頭葉の機能障害が主体であり，アルツハイマー病のように，記憶障害や見当識障害（日付や場所を間違える）はあまり目立たないことが多い．

　具体的には，アルツハイマー病と比較して，ハキム病では，会話の辻褄が合い，話していた内容が記憶できており（記憶の再認），**一見して認知症のようにみえないのに，注意力散漫で，反応が鈍くなり**（信号に反応してブレーキやアクセルを踏むのが遅い），**やることを間違える**（ブレーキとアクセルを踏み間違える）など車やバイクの運転で

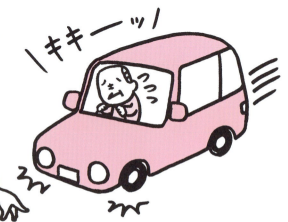

7 ハキム病に特徴的な認知障害と排尿障害

事故を起こすリスクが高い可能性があり，注意が必要である．

しかし，認知障害が重度になるとハキム病でも，アルツハイマー病と同様に記憶障害や見当識障害も顕著となってくることが多い．ハキム病で何故，認知機能が低下するのか，前頭葉機能障害が主体なのか，機能局在（脳のどの部位に症状の原因があるのか）は解明されていないが，脳室の大きくなった場所によって障害される機能が異なる可能性がある．側脳室の前角が著明に拡大しているハキム病では前頭葉の機能障害が顕著な傾向が強く 図1，逆に側脳室の後角が著明に拡大しているハキム病では視覚障害を認めることがある．これまでに，全盲に近

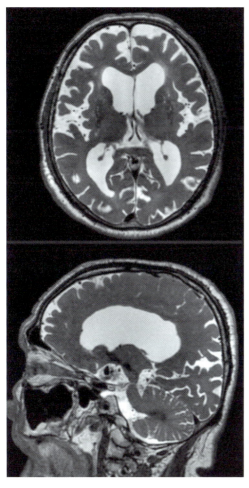

図1 ハキム病の MRI（T2強調像）
上段が軸位断（Axial），下段が矢状断（Sagittal）

い状態まで視力が低下してしまい,原因不明とされてきたが,歩行障害,認知障害,排尿障害が進んで,ようやくハキム病と診断され,シャント手術を行うと,術後わずかに視力が戻った患者さんを一人経験したことがある 図2 .

　歩行障害と同様に,シャント術前の認知障害が軽度の患者ほど,術後の認知障害は改善しやすい.

　認知障害が改善しにくい要因として,重症以外に,高齢,症状が出現してからの病期が長い,アルツハイマー病など他の認知症を併発していることなどが挙げ

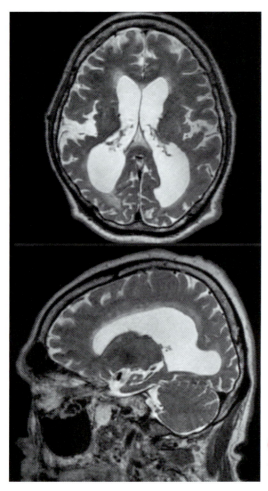

図2 ハキム病の MRI（T2 強調像）
上段が軸位断（Axial）,下段が矢状断（Sagittal）

7 ハキム病に特徴的な認知障害と排尿障害

られる．

　認知症の周辺症状（BPSD）として，**徘徊，妄想，暴力，興奮，幻覚，異食行動**などの介護で困る症状の多くはハキム病ではほとんどみられず，逆に**アルツハイマー病らしさ，幻視はレビー小体型認知症らしさ**として知られており，これらの認知症を合併している可能性を疑う．**ハキム病でよくみられる症状は，無為・無関心（アパシー），抑うつ，不安感であり**，1日居間でボーとテレビを見ている患者さんが多い．

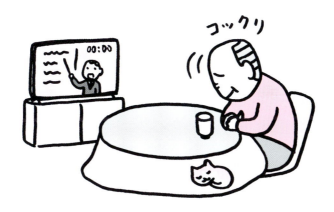

Mini-Mental State Examination（MMSE）

認知症の検査として，世界的に最も広く用いられているのは MMSE であり，診療ガイドラインで推奨されている 表1．

ただし，ハキム病患者では記憶機能は比較的保たれやすいため，短期間に繰り返す場合は 3 単語（桜，猫，電車など）の遅延再生課題で用いる単語は変えた方が良い．診療ガイドラインでは初版から第 3 版まで，MMSE の合計点が 30 点であることから，タップテストで 3 点以上改善した場合を陽性の判定基準として採用されている．SINPHONI と SINPHONI-2 研究のデータでは，タップテスト後に MMSE が **3 点以上改善した患者では，約 50% の確率でシャント術から 1 年後に 6 点以上の改善**が期待できることを示した[75]．さらに，6 点以上の改善した割合は，V-P シャント術（SINPHONI）で 47%，L-P シャント術（SINPHONI-2）で 56% と，V-P よりも L-P の方が多かったことも注目に値する．また，従来はタ

表1 日本語版 Mini-Mental State Examination（MMSE-J）

項目	検査内容
時間の見当識（5 点）	年，月，日，曜日，季節の 5 つについて質問する
場所の見当識（5 点）	今いる都道府県，市区町村，施設・建物名，何階にいるか，何地方かの 5 つについて質問する
物品名の復唱（3 点）	3 つの単語を伝え復唱してもらう．3 つの単語はまた後で聞くと伝え，覚えてもらう
注意（計算，言葉の逆唱）（5 点）	100 から順に 7 を引いていってもらう．計算ができない，またはしたがらない場合は，言葉の逆唱を行う
物品名の想起（3 点）	「物品名の復唱」で覚えてもらった 3 つの単語を，もう一度言ってもらう
物品名の呼称（2 点）	時計や鉛筆を見せて，「これは何ですか」と質問する
文章の反復（1 点）	「みんなで力をあわせて綱を引きます」と繰り返し言ってもらう
3 段階の口頭命令（3 点）	紙を机に置いた状態で，「右手にこの紙を持ってください」「それを半分に折りたたんでください」「それを私に渡してください」と 3 つの指示を出す
読解（1 点）	「目を閉じてください」という文章を見せて，その通りにしてもらう
書字（1 点）	何か文章を書いてもらう
図形模写（1 点）	指定した図形を模写してもらう

（Folstein MF, et al. J Psychiatr Res. 12(3): 189-98, 1975 より）

ップテストで MMSE の 3 点以上の改善がなければ，陰性なのでシャント術後も改善は期待できないと考えられていたが，本研究で**タップテスト後に MMSE が悪化さえしなければ，シャント術から 1 年後に MMSE が 3 点以上の改善**が V-P シャント術で 56%（統計学的有意差はなし），L-P シャント術で 66%（有意差あり）の患者で認められた．

　認知障害を主症状とするハキム病患者には，V-P シャント術よりも L-P シャント術の方が適している可能性を初めて示した研究結果だが，これまで治療法による効果の差異を直接示した研究はない．

その他の認知機能検査

　認知機能検査は，単純な質問票から検査に1時間以上要する検査まで沢山ある．ハキム病の認知障害を的確に評価でき，簡便かつ短時間で，タップテスト後にもシャント術後にも改善が認められる検査が推奨される．Frontal Assessment Battery（FAB）は，前頭葉機能を簡便に包括的に評価できる検査として広く知られており，診療ガイドラインの初版から第 3 版までで推奨されている．FAB の合計点が 18 点であることから，タップテストで 2 点以上改善した場合を陽性の判定基準として診療ガイドラインでは採用している．しかし，SINPHONI と SIN-PHONI-2 研究のデータでは，タップテスト時の FAB の改善が何点であっても，シャント術後の FAB を含めて，認知機能改善の予測に有用という結果は得られなかった（論文なし）．

　Trail Making Test（TMT）も簡便な前頭葉機能を評価する検査として診療ガイドラインの初版と第 2 版までは推奨されていたが，SINPHONI と SINPHO-NI-2 研究のデータで，シャント術後に改善を認めなかったことから，第 3 版では推奨されなかった．前頭葉機能のうち，精神運動速度の評価としては，WAIS- Ⅲの符号課題と記号探し課題が，簡便かつ有用と言われているが，WAIS- Ⅲのキットを持っている病院は限られる．

　Hellström iNPH Scale（p. 27）の認知障害の定量評価のうち，特に Stroop Test がタップテストやシャント術後の認知機能の改善を鋭敏に反応しているとのコメントを Hellström 先生から得て，日本でも採用しようと試みたが，Stroop Test

のキットを持っている病院が少なかった．そこで，Stroop Test を簡便かつ短時間で完遂できるように改良した Hacaro（ハカロ）シリーズ第 2 弾 iPhone アプリ『Stroop test』を 2018 年に株式会社デジタル・スタンダードより無料でリリースしてもらった 図3．

このアプリの信頼性，妥当性を検証しているが，2024 年現在，まだ論文化されていない．

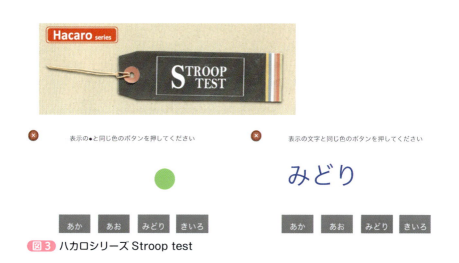

図3 ハカロシリーズ Stroop test

排尿障害

　ハキム病の排尿障害の特徴として，初期は頻尿や尿意切迫感のみのことが多いが，トイレまで間に合わない尿漏れ，切迫性尿失禁へと症状が進行していく．さらに進行すると，失便をきたすようになることがある．やはり，歩行障害や認知障害と同様に，尿失禁が出現し始めてからの病期が短いとタップテストやシャント術後に症状が改善しやすいが，患者が尿意を訴えないほど症状が進行してしまうと，シャント術後に改善しないことが多い．尿失禁は，患者自身にとっても，介護者にとってもつらい症状であり，改善することを切望されるが，タップテストでシャント術による効果を予測することは難しく，これまでにも研究報告はない．

　排尿回数，失禁回数は客観的評価であり，経過をみるのに適している．泌尿器科で行う尿失禁の詳細な検査としてはウロダイナミクス検査がゴールドスタンダードだが，過活動膀胱が約7割の患者で認め，シャント手術で9割に改善を認めたとの報告[77]もあるが，単一施設のケース・シリーズにとどまる．ウロダイナミクス検査は膀胱内に検査器具を留置する必要のある侵襲性の高い検査であり，高齢のハキム病患者ではせん妄のリスクが懸念され，行うことが難しい．膀胱内圧や残尿測定などを高齢者にも簡単に行える低侵襲の医療機器が求められる．

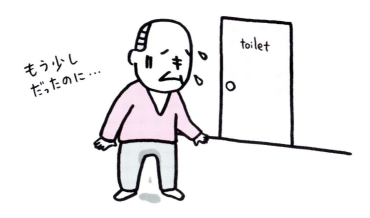

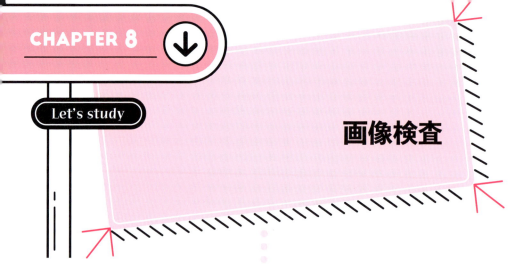

CHAPTER 8

Let's study

画像検査

　ハキム病で最も臨床研究が盛んな分野である．しかし，その約8割は高解像度のMRIを用いた拡散テンソルイメージング（DTI：Diffusion Tensor Image）や機能性MRI（fMRI: functional MRI），髄液の動態観測を目的とした新規撮像法など，ハキム病の病態解明と症状の原因探索（機能局在）を目的とした画像検査で，現時点ではハキム病の診断に必須の検査とは言えない．

　ハキム病の特徴は，加齢と様々なリスク要因によって慢性的に髄液が頭蓋内に溜まることが病因と考えられているが，脳室だけでなく，髄液の大半を占める（脳室の約10倍）クモ膜下腔も同時に拡大することが重要である．しかし，「水頭症は脳の内側に存在する脳室が拡大する病気」と多くの医師が未だに考えているため，しばしば「脳萎縮」と誤解され，アルツハイマー病と誤診されてしまうケースもある．ハキム病と脳萎縮を判別するために重要な画像所見として，シルビウス裂・脳底槽が拡大し（**SFD**：Sylvian Fissure Dilatation）と高位円蓋部・正中（頭頂部・てっぺん）の脳溝の狭小化（**THC**：Tightened sulci in the High Convexity）が同時に起こることが重要であることをSINPHONIが2010年に発見し，**DESH**（Disproportionately Enlarged Subarachnoid-space Hydrocephalus）と命名した[9]．DESHはいまや世界的にも広く認知され，診断率が格段に向上した[78]．

　脳室拡大やDESHは，通常の頭部CTの断層（輪切り）像でも十分に判別できるが，いずれも主観的評価であり，何らかの定量的指標が求められてきた．

　最初にこれまでに提唱された指標の中で，重要なものについて言及し，最後にハキム病が「脳萎縮」と誤解される原因となった他の水頭症の画像を提示する．

脳室拡大の指標

1. Evans Index

　脳室拡大の指標としては，1942 年に William A. Evans Jr. 先生が提唱された指標の Evans Index が世界的にも最も有名な指標である[79]．当時は，気脳写（腰から注入した空気を脳室内に入れてレントゲン撮影）の正面像で，側脳室前角の最大径（図1 の a-a）を頭蓋内最大径（図1 の b-b）で割った値で，0.20-0.25 は正常，0.25-0.30 が脳室拡大傾向，＞ 0.30 が脳室拡大と定義された．その後，CT や MRI が普及して気脳写は誰にも行われなくなり，今では，CT もしくは MRI で，側脳室前角が最も拡大している軸位断面における側脳室前角の最大径をその断面における頭蓋内最大径で割った値が Evans Index と定義された．

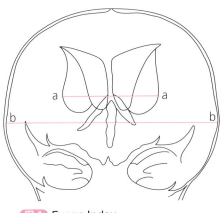

図1　Evans Index

図2 のハキム病患者の Evans Index は 0.42 であり，脳室拡大の基準を満たしている．この患者のシルビウス裂の開大（SFD）はあまり目立たないが，頭頂部の方の断面を確認すると，脳溝がほとんど確認できないほど狭くなっており，高位円蓋部・正中の脳溝の狭小化（THC）が顕著と確認できる．

しかし，ハキム病では側脳室の前角の左右に位置するシルビウス裂が拡大していると，側脳室前角は左右には大きくなりにくいことがある． 図3 のハキム病

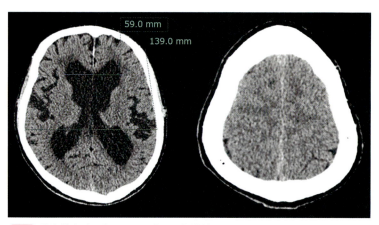

図2 脳室拡大が目立つハキム病の頭部単純 CT 検査
Evans Index = 59 / 139 = 0.42

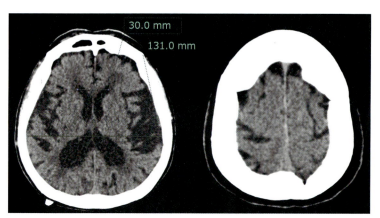

図3 脳室拡大が目立たないハキム病の頭部単純 CT 検査
Evans Index = 30 / 131 = 0.23

患者の Evans Index は 0.23 であり，脳室の大きさは正常範囲である．しかし，頭頂部の断面を確認すると，シルビウス裂の開大と比較して，高位円蓋部の特に正中部の脳溝が狭くなっており，脳室拡大は認めないが，SFD と THC で DESH と判定できる．このようなケースでハキム病は見逃されやすい．

この 2 人のハキム病患者の側脳室前角は極端なケースだが，ハキム病では脳室拡大（特に側脳室前角の拡大）とシルビウス裂の開大は対比関係にあり，両領域の髄液増加によって，高位円蓋部の脳とクモ膜下腔・脳溝が圧縮される．この圧縮の程度が症状の重症度とシャント術後の症状改善と関連していると考えている．

Evans Index は，脳室拡大の指標として歴史が古く，専門家でなくとも広く知られているが，ハキム病では側脳室前角は左右には大きくなりにくく[57,80]，シャント術後も後述の指標と比較して最も変化しにくい指標であり[81,82]，ハキム病の脳室拡大の評価には適していない．また，65 歳以上の健常高齢者も加齢による脳萎縮で脳室は拡大し，Evans Index が 0.3 は平常範囲内[83]，80 歳男性は Evans Index の平均値が 0.3[84] とも報告されており，病的脳室拡大ではない健常高齢者を脳室拡大と過大評価してしまうリスクがあり，**そもそも高齢者の脳室拡大の評価に Evans Index は適していない．**

2. Z-Evans Index

ハキム病を除く大人の慢性水頭症（CHiA）では，脳室は全方向性に均等に拡大していることが多く，側脳室のどの部位で，どの方向に計測しても脳室拡大を判別できるが，ハキム病では頭蓋内に貯留した髄液が増加して，拡大しやすいスペースへと拡大しやすく，脳室拡大のバリエーションが豊富である[85]．さらに，上述のように側脳室の左右・外側に位置するシルビウス裂も同時に拡大することが多く，側脳室は左右の X 軸方向には拡大しにくい．そこで，左右ではなく，前後 Y 軸方向に拡大しやすいのか，上下 Z 軸方向に拡大しやすいのか調査したところ，Z 軸・頭頂方向へ拡大しやすいことが明らかとなった[80]．この結果を踏まえ，Evans Index になぞらえて，前交連（Anterior Commissure：AC）と後交連（Posterior Commissure：PC）を結ぶ直線（AC – PC ライン）に直交し，AC を通過する冠状断面の CT もしくは MRI で，側脳室前角の Z 軸方向の最大幅を正中頭蓋内径で除した比を Z-Evans Index と定義し，ハキム病の脳室拡大の判定に有用

なカットオフ値は 0.42 と報告した[80]．先ほどと同じ 2 人のハキム病患者の冠状断面の CT 画像を 図4 に提示する．脳室拡大が顕著な左のハキム病患者の Z-Evans Index は 0.49，側脳室前角が拡大していない右のハキム病患者の Z-Evans Index は 0.35 であった．

AC 通過する冠状断面の正中頭蓋内径を分母としたが，この 図4 の 2 人ではトルコ鞍底を通過していたが，AC-PC ラインの傾きにも個人差があるため，冠状断面正中が前床突起や後床突起を通過することがあることが指摘されている[86]．

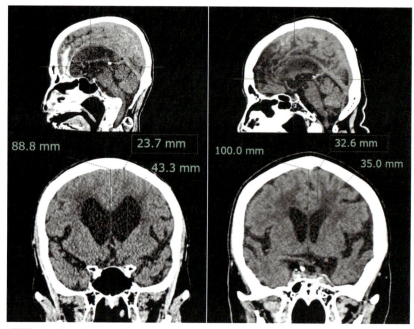

図4　前交連に垂直な冠状断面の頭部単純 CT 検査
左側は 図2 と同じハキム病患者（Z-Evans Index = 43.3 / 88.8 = 0.49, Brain / Ventricle Ratio（BVR）= 23.7/43.3 = 0.55）．右側は 図3 と同じハキム病患者（Z-Evans Index = 35 / 100 = 0.35, BVR = 32.6/35 = 0.93）．

DESHの指標

1. Brain / Ventricle Ratio（BVR）

　上記のAC通過する冠状断面の角度に左右されるZ-Evans Indexの問題を解消したいと考えた．側脳室のZ軸頭頂方向への拡大によって，高位円蓋部の脳とクモ膜下腔の圧縮こそが，ハキム病に特異的なDESHの形体変化と考え，BVRを考案した．BVRは，Z-Evans Indexと同じ，ACを通過する冠状断面において，側脳室直上の脳の幅を側脳室前角の最大幅で除した比と定義し，カットオフ値は＜1.0（つまり脳室の方が脳よりも幅が広い）と報告した[87]．さきほどの図4の左のハキム病患者のBVRは0.55，Z-Evans Indexでも脳室拡大ナシと判断された右のハキム病患者のBVRは0.93であり，どちらもDESHと判断される．

2. 脳梁角（Callosal Angle）

　脳梁は，両側脳室の直上で左右の大脳半球をつなぐ神経線維の束である．ハキム病では，側脳室のZ軸頭頂方向への拡大により，この脳梁も強く圧縮されて菲薄化とV字変形することが知られている．V字変形する理由は，左右の大脳半球は硬い大脳鎌で隔てられているため，側脳室の頭頂方向への拡大により，脳梁が上に押し上げられ，左右のシルビウス裂の拡大で両外側から正中上方へと圧迫されることと考えている．この大脳鎌は，前方よりも後方で深くなり，大脳と小脳を隔てる小脳テントへとつながっており 図5 ，後方ほど強くV字変形しやすい．

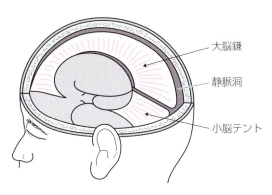

図5 頭蓋内の脳を分割するコンパートメント

この脳梁のV字変形の程度を示す指標が脳梁角（Callosal Angle）であり，前方よりも後方で角度が急峻となりやすく，計測部位はAC-PCラインに直交でPCを通過する冠状断面のCTもしくはMRIで，両側脳室上壁のなす角度と定義される．カットオフ値は90度でDESHを90％以上の精度で鑑別でき[88]，術後のDESH改善の指標としても有用で[81,82]，ハキム病の診断に有用な指標として世界的に認知されている．ただし，ハキム病では頭頂方向へ脳室が引き延ばされて透明中隔に穴が開いて脳梁角が鈍化しているケースや透明中隔腔が存在しているケースでは，脳梁角が鈍化して90度より大きくなることがある．
　図6 は，先ほどと同じ2人のハキム病患者のPCを通過する冠状断面で，左の患者の脳梁角は65度，右の患者の脳梁角は71.3度と，どちらもDESHと判断して良い．

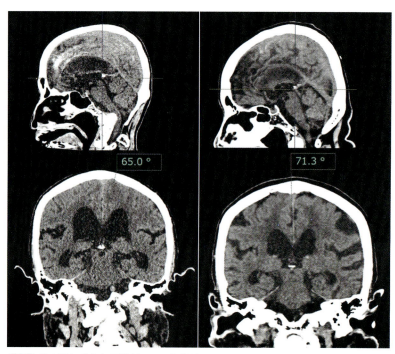

図6 後交連に垂直な冠状断面の頭部単純CT検査
左側は 図2 と同じハキム病患者（脳梁角65度）．右側は 図3 と同じハキム病患者（脳梁角71.3度）．

3次元 MRI による DESH の定量的評価

　上述の脳室拡大と DESH の 2 次元指標は計測が簡単で外来診療でも役に立つが，脳室拡大も DESH もバリエーションが豊富であり，ハキム病の症状と最も関連すると考えられている高位円蓋部・正中の脳溝の狭小化（THC）を表す 2 次元指標はこれまで報告されていない．

　そもそも THC の判定に用いる高位円蓋部・正中の脳溝・クモ膜下腔の部位は明確に定義されていなかった．そこで，AC-PC ラインに直交する AC と PC の中点を通る冠状断面において，頭頂部の正中から左右に 3 cm の範囲かつ，脳梁膝部前端より後方，脳梁溝（帯状溝）後部より前方，側脳室より上方の範囲を高位円蓋部・正中の脳溝・クモ膜下腔と定義した 図7 [89]．

　脳室とシルビウス裂・脳底槽は，解剖学的に明確な定義があるので，DESH の判定に必要な領域はこれで全て定義されたことになる．

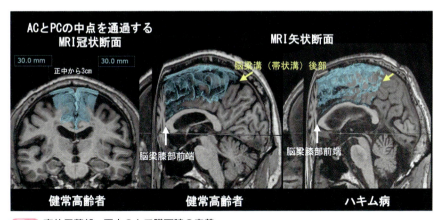

図7　高位円蓋部・正中のクモ膜下腔の定義

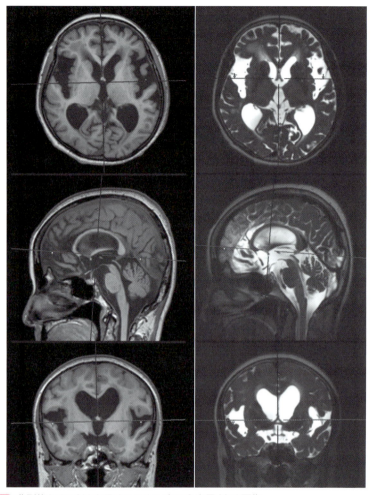

図8 典型的な DESH を呈するハキム病の3次元 MRI 画像
左：T1 強調像，右：T2 強調像，上段：軸位断（Axial），中段：矢状断（Sagittal），下段：冠状断（Coronal），脳室は頭頂方向へ拡大し，脳室の左右にあるシルビウス裂が拡大し，高位円蓋部・正中の脳溝・クモ膜下腔が狭小化した DESH

　1.5 テスラ以上の MRI 装置では3次元もしくは Volumetric MRI が撮影できることが多い．CT と比較して組織のコントラストが明瞭で，灰白質と白質の識別には T1 強調像（図8 左），脳と髄液の識別には T2 強調像（図8 右）が適している．

3次元 MRI 画像の最大活用として，最近の人工知能（Artificial Intelligence：AI）の技術を使って，脳を細かく瞬時に自動領域分割できるようになった．

3次元 T1 強調 MRI のデータを 3D 画像解析システム SYNAPSE VINCENT（富士フイルム株式会社）の『脳区域解析』アプリケーションで起動すると，数秒後に 図9 のような領域分割された画像と各領域の体積と頭蓋内容積に占める体積割合の解析結果が表示される 図9 [54]．最新バージョンでは，108 領域に自動分割され，髄液腔は左右の側脳室（下角を除く），側脳室下角，第三脳室，第四脳室，クモ膜下腔が自動抽出される．これらの結果を用いることで，ハキム病の脳室拡大と DESH の影響で，どの脳区域の圧縮・変形が強いのか，シャント術後に変化するのか，症状改善との関係などを解析できるようになり，今後は外来診療や脳ドックでも活用されるようになると期待している．

さらに，我々は DESH の判定に必要な脳室，高位円蓋部・正中の脳溝，シルビウス裂・脳底槽の 3 領域を 3 次元 MRI 画像から自動抽出する AI を富士フイルム株式会社と共同で開発し[90]，SYNAPSE VINCENT の『脳脊髄液腔解析』アプリケーションを 2024 年にリリースした．

上のハキム病患者と同じ 3 次元 T1 強調 MRI を『脳脊髄液腔解析』アプリケー

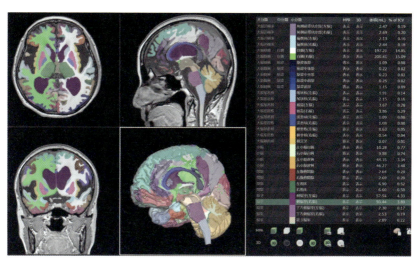

図9 AI による脳と脳室とクモ膜下腔の自動領域分割

ションで起動すると，瞬時に脳室，クモ膜下腔・上（高位円蓋部・正中の脳溝），クモ膜下腔・下（シルビウス裂・脳底槽）の3領域が自動抽出され（図10 左），それぞれの体積（図10 右中）とそれを利用した新たな3つの指標；DESH index ＝（脳室＋シルビウス裂・脳底槽）/ 高位円蓋部・正中の脳溝，Venthi index ＝ 脳室 / 高位円蓋部・正中の脳溝，Sylhi index ＝シルビウス裂・脳底槽 / 高位円蓋部・正中の脳溝が解析結果として表示される（図10 右下）．

DESH indexは6以上であればDESHの可能性が高く，数値が高いほどDESHの度合いが強いことを示す．同様に，Venthi indexは数値が高いほど脳室拡大によるDESH度が強く，Sylhi indexは数値が高いほどシルビウス裂・脳底槽によるDESH度が強いことを示す[90]．

T1強調MRIだけでなく，T2強調MRIでも『脳脊髄液腔解析』アプリケーションにより同様の結果が得られる 図11．

このハキム病患者のT1強調像とT2強調像では，脳室とシルビウス裂・脳底槽の抽出領域は似ているが，高位円蓋部・正中の脳溝の抽出領域が若干異なる．しかし，抽出された領域は極めて小さく，DESH indexはいずれも100以上と高く，Venthi indexの方がSylhi indexよりも高いので，**脳室拡大の影響が強いDESH**

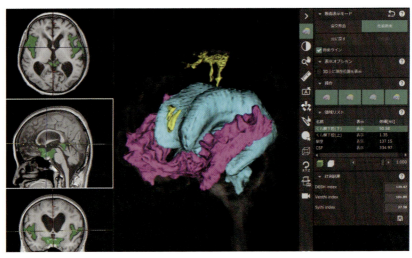

図10 AIによるDESHの判定に必要な3領域の自動抽出（T1強調画像）

> 8 画像検査

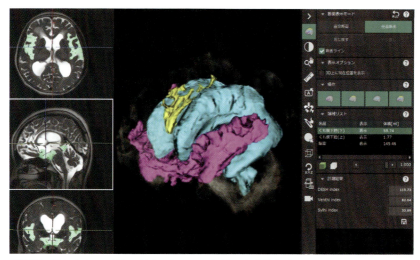

図11 AIによるDESHの判定に必要な3領域の自動抽出（T2強調画像）

と定量的診断ができる．

　研究では，脳脊髄液腔→**DESH**の有無，脳室から脳室拡大，高位円蓋部・正中の脳溝→**THC**（高位円蓋部・正中の脳溝の狭小化），シルビウス裂・脳底槽→**SFD**（シルビウス裂・脳底槽の拡大）の有無を判定するAIも開発したが，診断に直結するような画像判定AIは2024年時の日本で医療機器として承認を得るハードルが高く，アプリケーションには搭載されていない．

　現状では，まずDESHを疑った後に，3次元MRI画像を撮影し，『脳脊髄液腔解析』アプリケーションで定量値を計測する必要である．従来の2次元指標とは一線を画す高精度の3次元指標をAIで瞬時に計測可能となったが，ハキム病，DESHの見逃しを防ぐ役目は果たせていない．今後，CTやMRIを撮影後にアプリを起動しなくとも自動でAI判定して，アラートを出せるようなフローが定着することを期待する．

CT・MRI 以外の画像検査

　脳血流 SPECT 検査や PET 検査など核医学検査は，ハキム病での研究報告も多いが，現時点ではアルツハイマー病やパーキンソン病の診断には有用だが，ハキム病そのものの診断に有用とは言えない．つまり，ハキム病とアルツハイマー病やパーキンソン病，レビー小体型認知症などの鑑別や併存の診断目的には有用である．

　脳血流 SPECT では，DESH の形態的変化を反映して，シルビウス裂の開大の影響でシルビウス裂近辺の血流が低下しているように見える**チェックマーク（✓）サイン**と，高位円蓋部の脳の圧縮の影響で，河童の頭のお皿のある部位の血流が相対的に増加しているように見える **CAPPAH（カッパ）サイン**がよく知られている．アルツハイマー病の精査で行われた SPECT 検査で，✓サインや CAPPAH サインを認めて，ハキム病を疑われて紹介されることもある．

　ドパミントランスポーター・シンチグラフィー（DAT Scan）は脳内の黒質線条体ドパミントランスポーターを可視化できる唯一の検査で，パーキンソン病やレビー小体型認知症，大脳皮質基底核変性症，進行性核上性麻痺等の診断に有用な検査として知られている．しかしハキム病の約半数で尾状核と被殻の集積低下を認め，ハキム病のシャント術後の症状改善と集積改善が相関すると報告されている 図12 [91]，ハキム病の病態に黒質線条体ドパミン作動性機能が関連していると考えられるようになり，病態解明が一段進んだと考えている．集積低下でハキム病を否定することはできないが，正常集積で DESH を伴っていればパーキンソン関連疾患よりもハキム病の可能性が高い，もしくはパーキンソン症候群を併存していない純粋なハキム病と診断できる．

8 画像検査

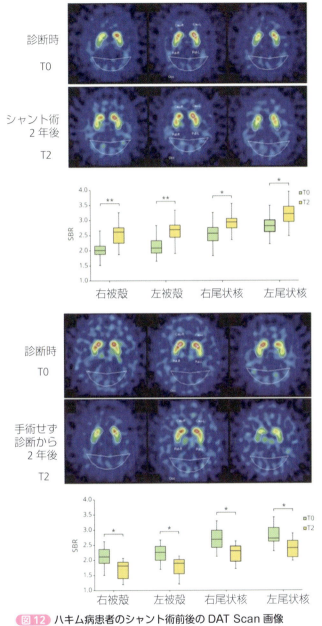

図12 ハキム病患者のシャント術前後の DAT Scan 画像
(Todisco M, et al. Neurology. 96 (23):e2861-e73, 2021[91] より)

ハキム病以外の大人の慢性水頭症（CHiA）

　CHAPTER 1 の「名称変更検討会議」に記載したように，ハキム病以外の水頭症（CHiA）は，Early Midlife（中年期前半），Late Midlife（中年期後半），Secondary（続発性），Compensated（代償性），Genetic（遺伝性），Transitioned（移行性）の 6 つの水頭症に分類される．このうち，Transitioned（移行性）は幼少期に水頭症と診断され，成人期に移行した慢性水頭症，Genetic（遺伝性）は遺伝的要因が強い水頭症，Compensated（代償性）は無症状だが画像上はハキム病か Midlife の水頭症であるので，画像的な特徴はないと考えて，ここでは除外する．Early Midlife（中年期前半）と Late Midlife（中年期後半）は年齢で 60 歳未満と 60 歳以上に区別しているだけなので，ここでは Midlife（中年期）にまとめ，中脳水道に狭窄や閉塞を伴う閉塞性（非交通性）水頭症と交通性水頭症に区別して，画像を提示する．まず，図13 に提示する中脳水道狭窄を伴う閉塞性水頭症では，ハキム病の T2 強調画像では中脳水道内に必ず認められる Flow void

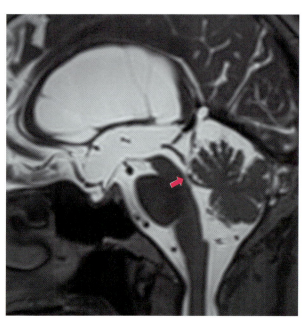

図13　中脳水道閉塞を伴う中年期水頭症（Midlife hydrocephalus）の T2 強調 MRI 矢状断正中面
矢印：中脳水道閉塞
第三脳室の下方突出（Ballooning）は認められない．脳室は著明に拡大しており，脳梁の菲薄化も認められる．

8 画像検査

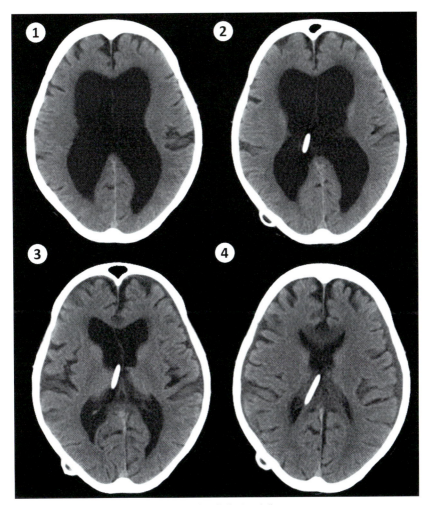

図14 中脳水道閉塞を伴う中年期水頭症の術後 CT 変化

①は術前．右後角穿刺 V-P シャント術で CERTAS バルブの Setting 5 に設定．術後 10 日後の頭部 CT ②で脳室の大きさに変化なく，歩行障害が十分に改善しなかったので，シャントバルブ圧を Setting 4 に下げたところ，歩行障害は著明に改善して，術後 25 日の頭部 CT ③で，脳室サイズは適切と判断して退院となった．しかし，術後 40 日の頭部 CT ④で側脳室が極端に縮小（slit ventricle）し，脳梁が低輝度になり，わずかに両側硬膜下水腫を認めた．歩行障害は改善した状態であったが，シャントバルブ圧を Setting 5 に上げたところ，すぐに歩行障害が増悪して動けなくなったため，Setting 4 に戻した．その後，両側硬膜下水腫は増悪することなく，症状も改善したまま経過した．

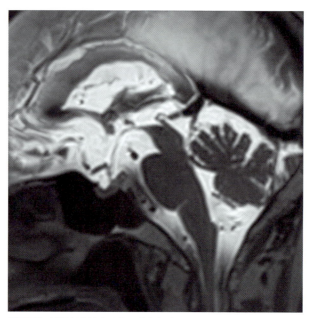

図15 中脳水道閉塞を伴う中年期水頭症（Midlife hydrocephalus）の術後 T2 強調 MRI 矢状断正中面
図13 **図14** と同一の患者．中脳水道は完全に閉じている．第三脳室は極端に縮小し，中脳被蓋・第三脳室底は上に引っ張られている．菲薄化していた脳梁は膨張しているが高輝度を呈している．

sign が認められず，中脳水道内の髄液の拍動がほとんどないことを示している．このような閉塞性水頭症は，V-P シャント術でシャントバルブ圧の設定に苦慮することが多い **図14**．この患者さんでは，症状が十分に改善する圧設定では slit ventricle と両側硬膜下水腫を認めた **図14** の④と **図15** で，症状改善が得られており，このまま経過観察している．しかし，シャント術後に一旦，症状が改善した後に，急激に症状が悪化して歩けなくなり，進行性意識障害をきたす閉塞性水頭症も経験しており，そのようなケースでは遅滞なく第三脳室底開窓術（Endoscopic Third Ventriculostomy: ETV）を行った方が良い．

8 画像検査

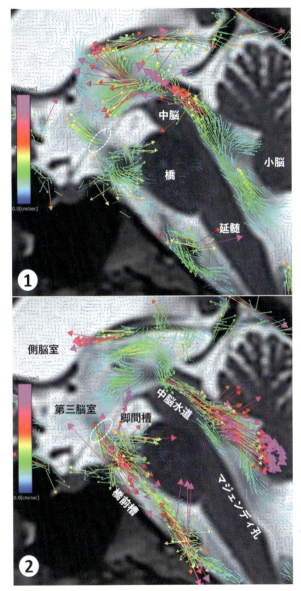

図16 第三脳室底開窓術（ETV）後の4D Flow MRI
白楕円が内視鏡で開窓した場所．矢印は髄液の流れ．

　交通性水頭症では逆にETVが無効で 図16 ，V-Pシャント術によって症状改善が得られやすい．

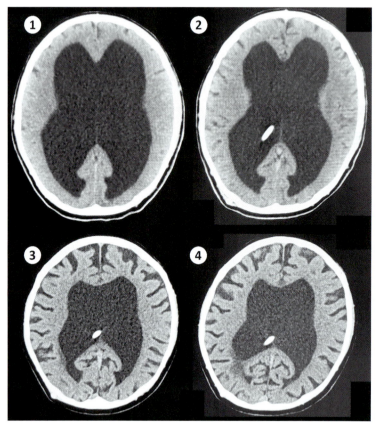

図17 Early Midlife hydrocephalus（中年期前半水頭症）
①は術前．右後角穿刺V-Pシャント術でCERTASバルブのSetting 5に設定．術後1週間後の頭部CT ②で脳室縮小と症状改善を認めた．術後3か月後，まだ性格変化（易怒性亢進）が残存しており，シャントバルブ圧をSetting 4に下げたところ，1か月後の頭部CT ③にて，脳室は著明に縮小し，易怒性はなくなり，社会性が戻り復職に至った．1年後の頭部CT ④では，さらに脳室サイズに縮小を認めた．

　図17に提示するEarly Midlife hydrocephalus（中年期前半水頭症）の交通性水頭症は，40代まで無症状でCompensated hydrocephalus（代償性水頭症）であったが，歩行障害，認知障害，排尿障害に加えて，性格変化（易怒性亢進）などの症状が現れ，次第に進行して働けなくなり，V-Pシャント術を行ったところ，著明に症状が改善し，完全復職を果たした．

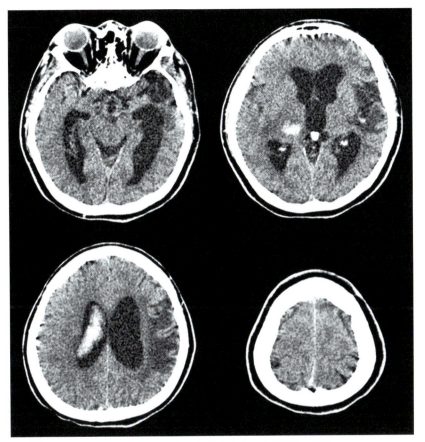

図18 Secondary hydrocephalus（二次性もしくは続発性水頭症）
右視床出血・脳室穿破から2週間の経過で脳室が徐々に拡大しており，クモ膜下腔が広範囲に縮小している．左中大脳動脈塞栓による左脳梗塞の既往あり．

　残るSecondary（続発性）は，クモ膜下出血が多いが，図18のように脳内出血・脳室穿破から短期間の経過で脳室拡大と意識障害などの症状進行を認めるケースが多く，水頭症を見落とされることはほとんどない．
　しかし，これらの水頭症を典型的な大人の慢性水頭症（CHiA）ととらえている医師が未だに多く，DESHを呈するハキム病が見逃されてしまう．

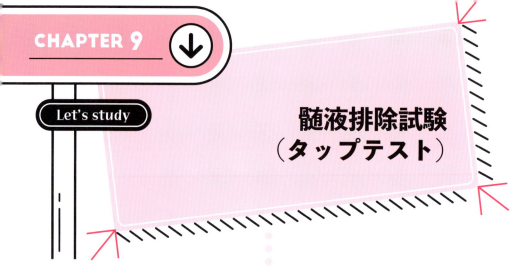

CHAPTER 9
髄液排除試験（タップテスト）

　髄液排除試験は，ハキム病の検査として広く認知されている．髄液排除前後で，歩行障害，認知障害，排尿障害の症状改善を注意深く観察して判定する．髄液排除試験は，タップテストと持続髄液ドレナージに区別される．タップテストは1回の腰椎穿刺で30〜40mLの髄液を排除し，持続ドレナージは5〜10mL/時間もしくは100〜250mL/日を約3日間，髄液を排除する方法である．以前は，髄液をできるだけ多く排出した方が症状改善が得られやすいのではないかと考えて，タップテストを2日間連続で行う方法や持続ドレナージが良いとの意見もあった．しかし，近年の臨床研究の蓄積[92-94]で，髄液の排出量，回数や期間よりも症状変化を評価する方法と時期が重要であることが明らかとなり，現在は**1回の腰椎穿刺で30〜40mLの髄液を排除する**タップテストが国際的にも主流となりつつある．持続ドレナージは，腰部クモ膜下腔にカテーテルを長期間留置するため，歩行障害や認知障害を有する高齢者に動作制限を強いることとなり，カテーテルの自己抜去，神経根痛，髄膜炎などの合併症リスクがあることから，日本ではほとんど行われておらず，髄液排除試験≒タップテストと言って良い．

　歩行障害と認知障害の章で述べたが，タップテストで症状が改善すれば，シャント手術後にその症状が改善するだろうと考えるのは当然だ．問題となるのは，タップテストで症状が全く改善しなかった時である．**タップテストは偽陰性率が高い（＝感度が低い）検査**で[95]，つまりタップテストでは症状が改善しなくても，V-Pシャント術後に症状が改善するケースがあり[67]，どのような患者でタップテストが偽陰性となるのか？　偽陰性が疑われた場合にどのように診療を進め

9 髄液排除試験（タップテスト）

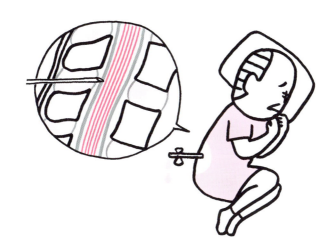

ていけばいいのか？　は専門家でも未だに意見が分かれる．

Q1. どのような患者がタップテスト偽陰性となりやすいのか？

　SINPHONI-2 でのタップテストの精度検証では，罹病期間が 2 年以内であれば 76％，1 年以内に限定すると 91％，さらに半年以内に限定すれば 94％ と，短いほどタップテストの精度は高く，**罹病期間の長い患者ほど偽陰性率が高い**可能性がある[96]．

　タップテストで髄液がほとんど抜けなければ，当然，症状改善は得られない．このような場合は偽陰性（タップテスト不応）ではなく，タップテスト不成功であり，腰椎の 3D CT 検査を行って穿刺部を精査して，再度タップテストを行うか，タップテストせずに V-P シャント術を行うか検討する．**腰椎穿刺部位より高位（通常頚椎レベル）に髄液通過障害**が存在すると，タップテストで神経症状が悪化するリスクがあるだけでなく，タップテストが偽陰性となりやすい．髄液通過障害は，タップ直後の髄液初圧の確認後に両側頚静脈を用手圧迫して頭蓋内圧を上げ，速やかに（10 秒未満）腰部の髄液圧が上昇し（≧ 100 mmH$_2$O 以上），圧迫解除後に速やかに下降すれば，髄液通過障害ナシ（Queckenstedt テスト陰性）と判定する．しかし，日本では MRI 装置が普及しており，L-P シャント術の

適応も考慮して，タップテスト前に全脊髄 MRI 検査で頚椎・腰椎の脊椎管狭窄症や胸腰椎圧迫骨折などによる髄液の通過障害がないことを確認しておいた方が良い．

Q2. タップテスト偽陰性が疑われた場合にどのように診療を進めていけばいいのか？

　診療ガイドライン第 3 版の診断と治療に関するアルゴリズムでは，タップテストで陰性と判定されても，偽陰性（本当は陰性ではない）と考えられる場合，再度タップテストを行うか，方法を変えて持続髄液ドレナージを行うとなっている．しかし，タップテストの繰り返しもしくは持続髄液ドレナージを行うことでタップテスト陽性と判定が変わる可能性がどれくらいあるのかは全く分かっておらず，再検で反応がなかったところで，偽陰性の可能性が消えるわけではない．そうであれば，症状と画像検査からハキム病の可能性が高く，患者本人が困っていて，シャント術を受けたいと希望していれば，また逆に手術を受けても症状が少しも改善しない可能性を本人と家族がよく理解できているのであれば，再度タップテストは行わずにシャント術を行っても良いと私は考えている．ただし，ハキム病として症状や画像が典型的ではない場合，アルツハイマー病やパーキンソン病など神経変性疾患の併存が強く疑われる場合は，精査を重ね，安易にシャント手術を行うべきではないだろう．

　ハキム病に特徴的な歩行障害，認知障害，排尿障害の臨床症状を認め，DESHの画像所見が明らかで，他の併存疾患の合併がなければ，タップテストで症状改善が得られなくても，シャント術で症状が改善する可能性があることは SINPHONI，SINPHONI-2 のデータで証明されている[9, 11, 59, 67, 75, 97]．

　特に注目したいのは，歩行障害の章にも書いたが，SINPHONI サブ解析でタップテスト後の TUG が悪化もしくは 5 秒未満の小改善の場合，L-P シャント術から 1 年後も 90% は TUG が悪化もしくは 5 秒未満の小改善にとどまり予想通りの結果であったが，V-P シャント術では 1 年後の悪化もしくは 5 秒未満の小改善は約半数で，5 秒以上 10 秒未満の改善が 35%，10 秒以上の改善が 14% であった[67]．この結果から，**歩行障害を主症状とする DESH のハキム病患者は，タップテストで歩行が改善していなくても，V-P シャント術であれば歩行が改善する可能性は**

あるので，治療を諦めない方が良い．

もう一つの SINPHONI サブ解析で，タップテスト1週間後に MMSE が悪化さえしなければ，V-P シャント術1年後に 56%（統計学的有意差はなし），L-P シャント術1年後に 66%（有意差あり）のハキム病患者で MMSE が3点以上改善していた[75]．この結果から，**認知障害を主症状とする DESH のハキム病患者は**，タップテスト後に MMSE が変化ないか3点未満の改善であったとしても，シャント術から1年後に 50% 程度は3点以上の改善が期待でき，**V-P シャント術よりも L-P シャント術の方が改善する可能性が若干高い**かもしれない．ただし，サブ解析による結果であり，他の臨床研究では確認されておらず，改めて検証すべき内容である．

タップテスト前後の症状変化を評価する方法と時期

タップテストは髄液の排出量よりも評価する方法と時期が重要である．

ただし，診療ガイドラインで推奨されている従来の評価方法だけでは十分とは言えず，歩行障害や認知障害の章に詳しく記載した新しいテクノロジーを取り入れることで診断精度は今後さらに向上すると考えている．

評価時期は，タップテストから2〜4時間後もしくは翌日か1週間後に評価している病院が多いようだが，歩行障害の定量評価を3日間連続で行うと，**タップテスト2日後（48時間後）に最も改善していた**と報告されており[98]，タップテ

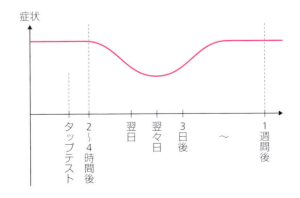

スト直後と1週間後の評価だけでは，症状改善を検出できず，患者が良くなったという自覚がなければ陰性と誤判定するリスクがある．患者側，病院側のそれぞれに事情があり，外来でタップテストを行わざる得ない場合は曖昧な検査となるのは仕方がないが，できるだけ入院で連日，少なくともTUGとMMSEを含めて定量的に評価することにより，偽陰性率を減らして，本来，シャント術を受ければ症状改善が期待できる患者さんを見落とさないようにしたい．

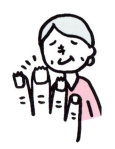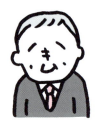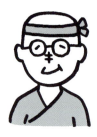

タップテスト陰性と判定されたが症状改善した患者達

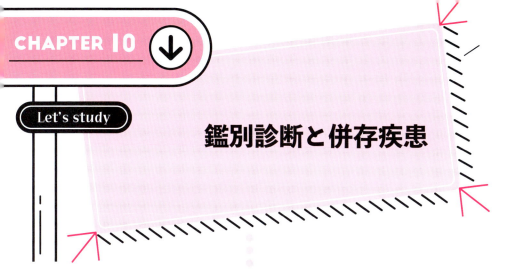

鑑別診断と併存疾患

　ハキム病の臨床研究が進み，2000年以前のように「病態も分からない認知症の高齢者に手術をして，期待するほど症状は改善しないし，改善しても短期間じゃないか！　そんな病気は存在しない！」と批判する声はほとんど聞かれなくなった．しかし，第2章で記載したSaper先生の「裸の王様（The Emperor has no clothes）」論文が2016年に出版されたように，ハキム病（iNPH）など存在せず，進行性核上性麻痺（PSP）の一部の過程，亜型をみているに過ぎないと主張し続ける脳神経内科医がしつこく残っていることも確かである．PSPが症候学と病理学を主体に発展し，剖検脳の病理所見を確定診断としているが，脳幹や基底核の病的萎縮とリン酸化タウ蛋白の蓄積はハキム病でもよく観察される所見であること，バランス障害，すくみ足，認知障害，排尿障害などハキム病と症状がよく似ていること，中脳被蓋野の萎縮がPSPの形態変化の特徴であり，ハミングバード・サインがPSPに特異的な画像所見としているが，第三脳室と中脳水道が拡大したハキム病でも同様の画像所見が認められること，シャント術が長期奏効したハキム病の経験がほとんどないこと（紹介して手術を引き受ける脳神経外科医に恵まれなかった）などが彼らの根拠（拠り所？）となっていると思われる．

　しかし，画像診断が進歩し，2021年のDAT Scanでハキム病のシャント術後の症状改善と集積改善が相関するというトロント大学の論文[91]や，2022年にハチドリ（ハミングバードの和名）にもいろいろなくちばしの形をした種類がいるようにハミングバード・サインの形にもいろいろあるという風刺的なウプサラ大学の論文[99]など，ハキム病とPSPは病態が重なっており，鑑別すべき疾患では

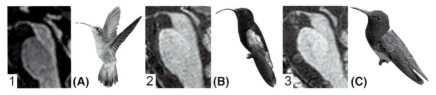

図1 1：PSP 患者．(A) A *Glaucis hirsutus*. 2：ハキム病（iNPH）患者．
(B) An *Eulampis jugularis*. 3：健常者．(C) A *Florisugamellivora*.
(Virhammar J, et al. J Neuroimaging. 32（1）：90-6, 2022[99]）より）

なく併存疾患として，頻度が高いと考えが変わりつつある．

　最近，パーキンソン病やレビー小体型認知症などのシヌクレイノパチーが併存するハキム病に対する集学的治療の成績が順天堂大学から報告されており[40,100]，αシヌクレイン，アミロイドβ，リン酸化タウなどの異常蛋白が神経細胞内の蓄積する神経変性疾患と髄液が増えて髄液動態が悪くなるハキム病は，互いに影響を及ぼし合うため併存しやすい疾患という考えが主流になってきている．そうなると，症状が似ていて，併存しやすい疾患を，どちらかの病気に鑑別する意味はあるのか？　という新しい考えが生まれてくる．

　クモ膜下出血の後には水頭症を発症しやすいように，神経変性疾患の進行はハキム病の発症機序に関連しているかもしれないし，ハキム病による髄液動態の異常により脳内に老廃物が蓄積して，アルツハイマー病やパーキンソン病などの神経変性疾患の発症に関連しているかもしれない．この分野の基礎研究，臨床研究は盛んで，今後ますます病態解明が進むと期待している．

　アルツハイマー病やパーキンソン病などの神経変性疾患を併存していると，脳内に蓄積する異常蛋白の影響なのか，ハキム病に対するシャント術の治療効果は限定的と言われている[40,100-102]．具体的には，歩行障害，認知障害，排尿障害のいずれも改善しにくい，改善しても一時的であり短期間で症状が戻ってしまう可能性がある．

　脳深部白質病変，脳アミロイド血管症（アミロイドアンギオパチー），脳卒中を含めた脳血管障害もハキム病に併存しやすいことが知られており，やはり併存しているとシャント術の治療効果は限定的となる可能性が高い[28,103]．

　シャント術の治療効果が少ないことが予想される場合は診断した上で，シャン

ト術をしないという選択肢があって良いと私は考える.

髄液バイオマーカー

ハキム病に特異的な髄液バイオマーカーを探索する研究も多く行われており，Protein Tyrosine Phosphatase Receptor Type Q（PTPRQ）[104]等，いくつかの候補が報告されているが，これまでのところ，アルツハイマー病やパーキンソン病などの神経変性疾患との鑑別に有用であることが複数の研究で立証されたバイオマーカーは存在しない．髄液中に排出されたアミロイドβ，リン酸化タウ，αシヌクレインなどの異常蛋白の濃度から，アルツハイマー病やパーキンソン病など神経変性疾患の併存を診断し，シャント術の治療効果予測に用いられている．しかし，ハキム病は，アルツハイマー病やパーキンソン病と比較して，総髄液量がかなり多いため，髄液中の濃度は薄まる傾向にある．さらに，腰椎穿刺で採取された髄液と脳室穿刺で採取された髄液を比較すると，アミロイドβは腰椎穿刺の方が高く，リン酸化タウは脳室穿刺の方が高いとの報告から[105]，異常蛋白の排出はクモ膜下腔と脳室で選択的に行われている可能性が示唆されるが，まだ何も解明されておらず，脳内老廃物を洗い流す Glymphatic 機構[46-49] は，最も熱い脳研究の一つとして注目されている．

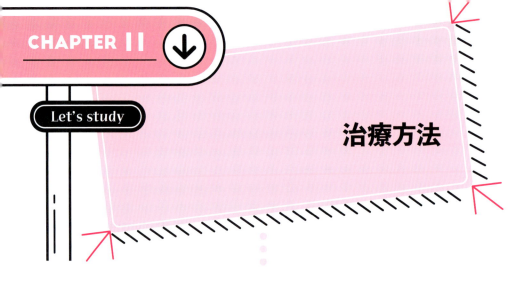

CHAPTER 11

治療方法

　ハキム病に対する確立した治療方法として，溜まった髄液を脳室か腰部クモ膜下腔から体内の別の部位すなわち腹腔内に留置して腹膜から吸収させる方法として，①脳室−腹腔（V-P）シャント術と，②腰部クモ膜下腔−腹腔（L-P）シャント術，頭頸部の静脈から右心房に留置して血液に流す③脳室-心房短絡術（V-Aシャント術）の3つの選択肢がある．

　「はじめに」に記載したが，ハキム病に対する最初の髄液シャント術は，1960年代初頭にサロモン・ハキム先生が行っていた手術がV-Aシャント術である[2]．V-Aシャント術自体は，圧固定式シャントバルブとして日本にも流通していたPudenzバルブの開発者であるRichard E. Pudenz先生によって1957年に初めて報告された術式である[106]．それよりも，さらに50年ほど前から，脳室穿刺に適した頭部の穿刺点と穿刺方向の計測方法が数多く考案されてきた[107]．それから現在までに，世界中の脳神経外科医達が改良を重ねて，より安全性が高く，シャント閉塞などの合併症をきたしにくく，低侵襲な手術方法が流行り，そうではない方法は淘汰されてきた．シャントバルブシステムは，1949年にRobert W. Spitz先生が開発したのに始まり，ハキム先生が一方向に流れる圧可変式バルブを1966年に開発し[1]，長男のカルロス・ハキム先生へと受け継がれて，1980年代に開発された量産型のCodman-Hakim圧可変式バルブ（CHPV）へとつながる．CHPVはスイスの工場で生産され，1992年から日本を含めて世界中に流通するようになった．腹圧は体型の影響を受けやすいが，静脈圧は頭蓋内圧と密接に連動しているため，V-Aシャント術がハキム先生の時代は第一選択であった．圧可変式バル

ブの登場により，個人によってバルブ圧を選択でき，術後も簡単に変更できるようになったため，V-Pシャント術がより広く行われるようになった．さらに，臥位から立位へと姿勢が変わった時に髄液が流れ過ぎないように自動調整する装置として，アンチサイフォンデバイスや重力調整デバイスが2010年代に登場し，高齢のハキム病患者に対してもさらに安全に手術できるようになった．このような医療機器の発展も含めてシャント術の方法は進化してきた．

　日本は世界で最も高齢化が進み，世界に先駆けて超高齢のハキム病患者に対しても積極的に治療介入に取り組み，10年以上前からL-Pシャント術がV-Pシャント術よりも多く行われている[108]．この理由は，やはり脳室穿刺よりも腰椎穿刺の方が低侵襲ということに他ならない．しかし，いっこうに欧米で流行らないのは，単に体型の違いではなく，L-Pシャント術に特有の合併症が多いことに起因していると考えている．腰部クモ膜下腔は脳室よりも狭い空間に，脳室用よりも細いカテーテルを留置する必要がある．さらに，腰椎は臥位→座位→立位と姿勢を変えることで動き，高齢者ほど腰椎間が狭くなり，腰椎の変形と黄色靱帯や棘間靱帯の肥厚・骨化によって腰部正中から脊柱管内に到達することが難しい．また，脊柱管内も狭くなりやすく，挿入したカテーテルが閉塞しやすく，断裂しやすい．より丈夫で断裂しにくく，閉塞しない細い腰椎用カテーテルが開発されれば，低侵襲であるL-Pシャント術はさらに広まる可能性があると考えている．

　以下に，より安全かつ低侵襲を追及した術前シミュレーションを活用したシャント術の方法を紹介する．

① 脳室－腹腔（V-P）シャント術

　V-Pシャント術がL-Pシャント術よりも侵襲性が高いのは，脳を穿刺する必要があるからである．脳を穿刺して側脳室内に到達するアプローチは，主に前角穿刺と後角穿刺に大別される[107]．前角穿刺は前頭部のKocher's pointから同側の側脳室前角を狙うアプローチが最もよく使われている．Kocher's pointは，ノーベル賞を受賞されたEmil T. Kocher先生に由来するが，Harvey W. Cushing先生が1908年にこの方法を最初に発表したと言われている[107]．後角穿刺は，Walter E. Dandy先生が1918年に発表したDandy's point[109]から同側の側脳室後角

を狙うアプローチと，それよりも少し頭頂側の，Charles H. Frazier 先生が 1928 年に発表した Frazier's point から同側の側脳室三角部を経由して前角を狙う頭頂 - 後頭アプローチが V-P シャント術の脳室穿刺でよく使われている [107]. いずれの アプローチも，穿刺部脳損傷による脳機能障害をきたしにくい部位から穿刺して，側脳室に到達しやすい方法として提唱され，現在まで残っている術式である.

これら先人達の知識に学ばず，定規すら使わないで，前角穿刺では冠状縫合線から前方に 2 横指，正中から外側に 2 横指を穿刺点として，外耳孔と鼻根部（ナジオン）をメルクマールに穿刺している術者，後角穿刺では目尻と外耳孔を結ぶ目尻と外耳孔を結ぶ線（OM ライン）から後方に 4 横指，垂直上方に 4 横指を穿刺点として，ナジオンをメルクマールに穿刺している術者が今なお多い．しかし，術者の指の太さも様々だが，いわゆる絶壁頭や斜頭など，後頭部は特に形に個人差が大きく，OM ラインを基準として垂線を正しく引くことは実は難しく，上矢状静脈洞や横静脈洞の直上に穿頭してしまうリスクがゼロではないことに留意すべきである．静脈洞を避けるためにも外後頭隆起をメルクマールとし，特に正中からの距離を重視することを推奨するが，経験的に正中線をとらえることも難しい．

前角穿刺の方が後角穿刺よりも安全かつ確実性が高いとして，前角穿刺を好む脳神経外科医が多い．その理由は，前角穿刺が目・鼻・耳など顔のパーツをメルクマールにすることができ，脳室ドレナージ留置術と同じ手技で慣れていることが挙げられる．しかし，V-P シャント術の前角穿刺では，耳の後ろにカテーテルチューブを通すために，頭部を回旋した状態で脳室穿刺を行うため，脳室ドレナージ術よりも最適な位置に留置できる確率は低く，50% 程度とも報告されており [110,111]，命中しなければ機能的に重要な脳を損傷するリスクだけでなく，シャント閉塞のリスクも高まる．このリスクを減らす工夫として，まず頭部を回旋しない正中位で脳室穿刺を行い，それから頭部を回旋する方法もあるが，ドレープがかかった状態で頭部を回旋すると，感染リスクだけでなく，頚髄損傷や挿管チューブのトラブルなど，様々なリスクが懸念される．

目に見えていない脳室内に脳室カテーテルを最適な位置に留置するためには，定規を使って穿刺点とターゲットを計測するだけではなく，超音波（エコー）装置，レントゲン透視，ステレオ，ナビゲーションシステム，最新の脳室穿刺用デ

バイスなどの術中画像デバイスを活用することを診療ガイドラインでも推奨している.

これらのデバイスを手術中に使うことのできない環境でシャント術を行う場合は，以下に紹介する術前シミュレーションを行うことで，安全でシンプルな患者に優しいシャント術を行うことができる.

私の術式

①体位

脳神経外科手術では手術用ベッドの背板を15度ほど挙上することが多いため，V-Pシャント術でも同様にしている施設があるが，V-Pシャント術では逆に背板を15度ほど下げて，腹部を頂点とする山なりにした方が良い．ヘソを突き出すように背中を伸ばす理由は，小開腹で腹膜まで到達しやすいからである．頭部を少し下げることで，頭蓋内圧が少し上がり脳室穿刺時に髄液が出やすくなる．強い頭痛や意識障害など頭蓋内圧亢進症状を伴うような水頭症患者では頭部は下げず，腰がくの字に折れ曲がっている患者では無理に背中を伸ばすような体位は避けた方が良い.

②頭位

穿頭する側に肩枕を挿入して，頭部を回旋する．後角穿刺では穿頭部と頭皮上の目標点（通常，穿頭側と反対側の内眼角から頭頂方向の直線上に設置）を結ぶ直線が，床面に対して水平となるように回旋し，さらに穿頭部と開腹部ができるだけ一直線になるように顎を引いて前屈させて，頭部を馬蹄に固定する．前角穿刺ではKocher's pointを穿頭部位とし，耳の後ろに中継点を設けるため，中継点と開腹部が直線上になるように，やはり顎を引いて前屈させる.

③皮膚切開

感染リスクを下げるために，シャントバルブとチューブの留置部の直上切開は避け，穿頭部の直上ではなく，シャントチューブを挿入する反対側に凸の約2cmのU字切開を行い，腹部は同側の腹直筋直上で約2cm切開する．中継点を設けないで頭部と腹部の皮下をパッサーで通すために，長さ約30cmのヘラ型パッサーで頭部側から鎖骨上まで通してからパッサーを抜いて，アキュフローパッサー（ベリーロング　全長65cmディスポーザブル）に替えて同じルートを通し，腹部

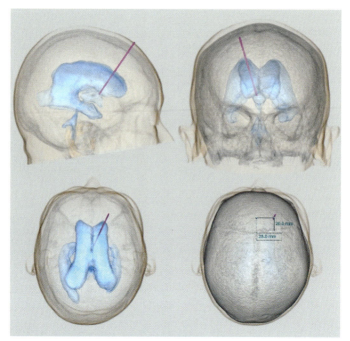

図1 右側脳室前角穿刺の穿刺部位と穿刺方向

まで皮下を通す．身長の高い患者では，ヘソ横よりも高い季肋部の腹直筋直上を切開することがあるが，肋骨下縁近傍では腹直筋の下に腹横筋が発達していることがあるので，二層の筋層に留意して確実に腹腔内に到達する必要がある．

④穿頭

　穿頭部の位置決めがシミュレーションで最も重要である．前角穿刺では，同側のモンロー孔の断面の中心を通過する垂線を延長した頭皮上の位置が理想的な穿頭点である **図1**．この方向で同側の側脳室からモンロー孔にアプローチするとモンロー孔を傷つけずに第三脳室内に垂直方向から入ることができるので，神経内視鏡による第三脳室底開窓術でも同じ穿頭部となる．通常，鼻根部から 11 cm 頭頂側（もしくは冠状縫合線から約 2 cm 前方）の点から約 2 cm 外側の Kocher's point になることが多い．この穿刺点から同側のモンロー孔へ向かう方向は，側面像で外耳孔の方向，正面像で鼻根部の方向となり，頭皮上には目標点を設定す

11 治療方法

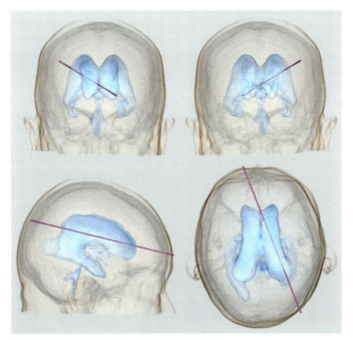

図2 右側脳室後角穿刺の穿刺部位と穿刺方向

ることはできない．

　後角穿刺では，後頭部の Dandy's point から後角先端を狙う後頭アプローチと，それよりも頭頂部に近い Frazier's point から後角を狙う頭頂 - 後頭アプローチに区別される．頭頂 - 後頭アプローチは，後頭アプローチよりも穿頭部位が横静脈洞から離れており，脳室カテーテルが側脳室下角へと迷入しにくく，視覚野を損傷するリスクが低い．それだけでなく，後頭アプローチでは脳室カテーテルが側脳室下角に迷入しやすく，同側の側脳室前角へ脳室カテーテルを留置するために頭頂 - 後頭アプローチを推奨する 図2．

　頭頂 - 後頭アプローチの穿頭部位のおおよその目安は，頭の大きい男性では，外後頭隆起から正中頭頂側に 7 〜 8 cm，そこから垂直外側に 4 〜 5 cm であり，頭の小さい女性では，外後頭隆起から正中頭頂側に 6 〜 7 cm，そこから垂直外側に 3.5 〜 4 cm となる 図3．正中線が傾かないように細心の注意を払うことが重要であり，患者にはできるだけ椅子に座ってもらって，外後頭隆起と頸椎棘突起

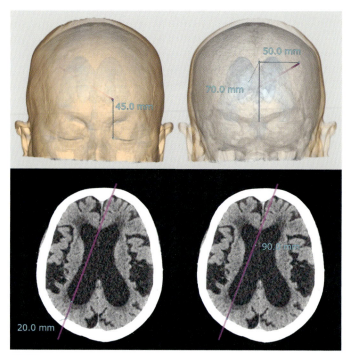

図3 右側脳室後角穿刺の穿刺部位とターゲットの計測

を確認しながら計測することを推奨する．OMラインを外耳孔から後方延長線上に数cm，そこから垂直上方に数cmという計測方法もあるが，頭蓋骨の形や後頭下筋群の発達の程度に個人差が大きく，直角の設定が難しいことから，推奨しない．

後角穿刺で最適と考える脳室カテーテルの穿刺方向は，**脳貫通距離が最短かつ同側の側脳室体部の通過距離が最長となる方向**で，通常は両側脳室の正中前端である脳梁膝部内側面が脳室内の目標点であり，その延長上の頭皮上の目標点は，対側の内眼角から数cm上方となる．

しかし，シミュレーションで計測した頭皮上の穿頭点と目標点の計測を正確に行うことは難しい．特に日本人の頭蓋骨は外後頭隆起が突出しておらず，分かりにくいことが多く，また髪が多い人では正中を見誤りやすい．

このことから，術前に計測してマーキングを行った後に，マーキングの上に小

11 治療方法

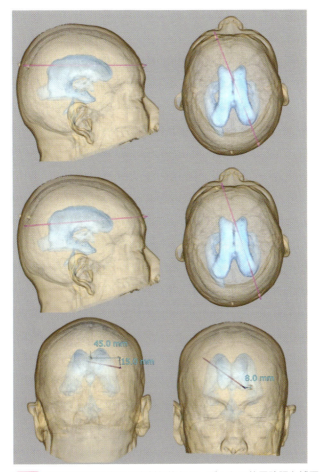

図4 右側脳室後角穿刺の穿刺部位とターゲットの位置確認と補正

さな消しゴムの塊を付けて頭部単純CTを撮影し，再度シミュレーションを行って，マーキングの位置を確認する 図4 ．実際にマーキングの位置が数cmずれることは多く，補正が必要となる場合が多い．後角穿刺の補正は，後頭部の穿刺点よりも前額部の目標点の方が目・鼻・耳をランドマークにオリエンテーションが付きやすいので，できるだけ穿刺点は固定したまま目標点を補正する，もしくは外後頭隆起から正中頭頂側に計測したポイントなどにもマーキングして消しゴムを付けておくことで，後頭部でも正しい補正が可能である 図4 ．この計測位置

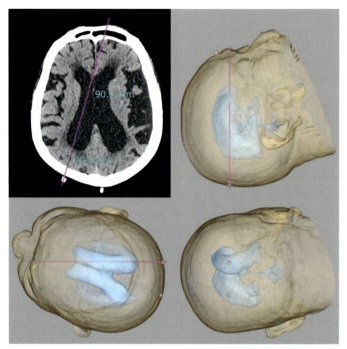

図5 右側脳室後角から脳室ドレナージを留置する手術シミュレーション

　確認用の頭部 CT 撮影時に，後頭部の消しゴムのズレ防止目的，手術時の頭部回旋に伴う頭皮のズレを考慮して，手術時と同じように頭部を回旋した状態で頭部 CT を撮影すると良い．

　手術の時は，前角穿刺の場合はナジオンに，後角穿刺の場合はシミュレーションで計測し頭皮上の目標点に心電図用のシール等の突起物を貼り，手術用滅菌ドレープの上から触って確認できるようにしておく．それでも視覚情報が乏しい状態で3次元的に目標点に向かって正確に穿刺することは難しく，前角穿刺では頭部を正中位に戻してから穿頭・脳室穿刺を行う，**後角穿刺では穿頭部と目標点が床面に対して水平になるように頭位をセットすることで，穿頭部と目標点を結ぶ真上からのラインを意識して床面に対して水平を維持して穿刺する**ことができる 図5．

金属性のいわゆる脳室穿刺針による試験穿刺は行わず，スタイレットを入れた脳室カテーテルで直接穿刺し，1回の穿刺で脳室内の適切な位置にカテーテルを留置することを心がけている．シミュレーションで計測した深さまでカテーテルを挿入すると少し硬い脳室壁に当たるので，カテーテルを少し押し込んで脳室内に入るとスタイレットの脇から脳脊髄液が漏れ出てくるので，スタイレットをゆっくりと抜きながらカテーテルのみを奥へ進め，シミュレーションで計測した深さまで脳室内にカテーテルを挿入する．

　脳室カテーテル留置の長さ（先端から頭蓋骨縁まで）は，前角穿刺では4cm，後角穿刺では9cmを目安とする．頭の大きさは男女差，個人差が大きく，シミュレーションで最適な留置の長さを計測しておいた方が良い．バーホールタイプではないシャントバルブでは，この位置にクリップアンカーをはめて，シャントバルブと接合する．脳脊髄液が抜け過ぎないように注意しながらシャントバルブ接合後に，自然滴下かバルブをポンピングして腹腔端からスムーズに脳脊髄液が流れ出ていることを確認してから腹腔内に挿入する．

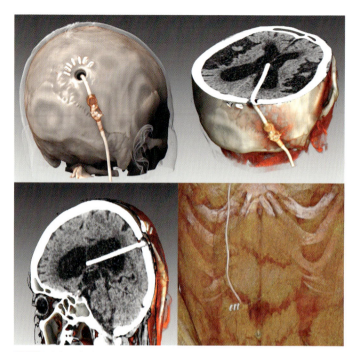

図6 脳室－腹腔（V-P）シャント術の術後 CT 検査

　頭頂 - 後頭アプローチによる後角穿刺 V-P シャント術の術後 CT を提示する（図6）．適切な体位をとり，開腹にゲルピー開創器を上手く使うことで，痩せ体型であれば 2 cm 未満の皮膚切開で安全に腹腔を開けることができ，中継点を設けずに頭部と腹部の小切開で十分である．

②腰部クモ膜下腔－腹腔（L-P）シャント術

前述のように，SINPHONI-2 研究で L-P シャント術の有効性が証明され[11]，V-P シャント術との安全性・有効性の非劣勢が確認された[59]．脳神経外科の基本処置であるスパイナルドレナージの応用であり，脳を損傷する心配もないので，若手脳神経外科医に任せられる手術の一つでもある．全身麻酔でなくても，腰椎麻酔や局所麻酔でも手術可能であり，全身麻酔が困難な高齢者にも手術を行うことができるなどのメリットもある．ただし，高齢のハキム病患者の症状を 1 回の手術で確実に良くし，手術後にシャント機能不全などでまた症状を悪化させないことが重要であり，それには V-P シャント術と同様に熟練した技術が必要と考えている．

体位は，膝を抱えて屈曲位として腰椎間を広げるとスパイナルタップは入りやすいが，腰椎はもともと前弯しており，立位ではさらに腰椎間が狭くなるため，腰椎側カテーテルが断裂・閉塞しやすくなるため，**L-P シャント術では屈曲位とせず**，軽く足を曲げる程度の体位とする．側臥位で手術用ベッドの頭側を 20 度程度挙上することで，腰部クモ膜下腔が広がり，髄液が出やすくなる．

腰椎穿刺（腰部クモ膜下腔へのカテーテル挿入）は，高齢者では腰椎の変形と黄色靱帯や棘間の靱帯の肥厚・骨化が起こりやすく，正中からは脊柱管内に到達できないことが多いため，**傍正中穿刺 Paramedian approach**（パラメディアンアプローチ）を基本とすべきである．下位腰椎間ほど椎間板に負荷がかかりやすく，椎間板がつぶれて椎間が狭くなり，上下の椎弓の間が閉じていることも少なくない．一般的に第 1 腰椎下端が脊髄円錐の下端レベルであり，第 1/2 腰椎間は避けて，**第 2/3 腰椎間もしくは第 3/4 腰椎間からの穿刺**が推奨される．椎間レベルだけでなく，左右どちらがより開いているかを含めて，腰椎 3D CT で観察しておいた方が良い **図7**．さらに，腰椎穿刺針に見立てた円柱アノテーションを用いて，手術時の体位のシミュレーションを作成する．円柱アノテーションが皮膚を貫通するポイントが穿刺点となり，正中線からの距離（約 2 cm）や穿刺角度（軸位断面で腰椎に垂直方向から約 20 度外側，矢状断面で約 30 度尾側，冠状断面で約 20 度外側）を計測する．手術台の頭側を約 20 度挙上していれば，床面に対して水平として，軸位断と矢状断の角度を調整すれば良い．

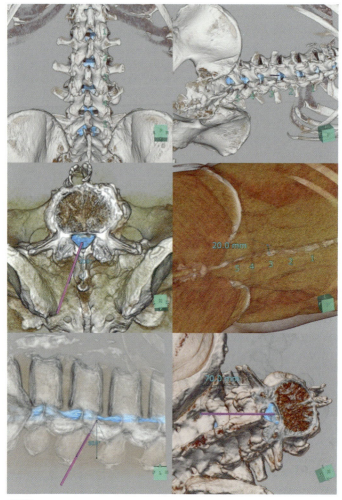

図7 腰部クモ膜下腔−腹腔（L-P）シャント術の腰椎穿刺のシミュレーション

皮膚切開は，感染リスクを下げるために，シャントバルブとチューブの留置部の直上切開は極力避ける．シャントバルブは腰背部と腹部のいずれかの皮下に留置されるが，腹部留置の方が体位によってシャントバルブの位置が移動しやすく，カテーテルがkink（折れ曲がる）して閉塞しやすく，シャントバルブが反転しやすく，腰椎側・腹腔側カテーテルともに逸脱しやすいことが，L-Pシャント術特有のトラブルとして知られている．特に，皮下脂肪の多い肥満患者，よく動ける患者では，シャントバルブの位置が移動しやすくなるので，基本的には腰背部の傍脊柱筋上皮下に留置することが推奨されている．腰椎穿刺部から下外側に約2cm切開して皮下を剥離してシャントバルブを留置するスペースを作る．開腹は，V-Pシャント術のように背屈位にはできないので，V-Pシャント術よりも腹部の皮膚切開創から腹膜まで到達距離が深くなりやすく，切開創は大きくなる傾向にある．側臥位のまま腹直筋直上を切開すると，不潔野である手術台から近く，感染リスクが高くなる．これを回避するため，腰背部の処置を終えてから仰臥位に体位変換する方法，腰背部を固定して手術台を斜めに傾ける方法，側腹部・腹斜筋からアプローチする方法などの工夫がある．

側腹部からのアプローチは，臍と上前腸骨棘を結ぶ直線の外側から1/3くらいのMcBurney（マックバーニー）点を目安に開腹する．中継点を設けないで腰背部と腹部の皮下をパッサーで通すことができるメリットがあるが，外腹斜筋・内腹斜筋，腹横筋の3層の筋線維と筋膜を剥離するのは煩雑であり，腹横筋の後鞘は腹直筋の後鞘と比較して薄く脆弱なことが多く，巾着縫合（タバコ縫合）が難しく，腹腔側カテーテル逸脱のリスクがある．そこで，術前シミュレーションで腹直筋と腹斜筋の間の腱性線維を狙ってアプローチすることで **図8**，外腹斜筋・内腹斜筋，腹横筋の3層を剥離するよりも，腱性線維1層の剥離で腹腔内に到達でき，剥離操作や巾着縫合が容易となる．腹腔カテーテルの逸脱防止には，腹直筋の前鞘の切開創ではない箇所から腹腔カテーテルを通すZ縫合が有用であることが報告されており[112]，側腹部アプローチでも外腹斜筋の筋鞘を貫通させることで腹腔カテーテルの逸脱を防止する．

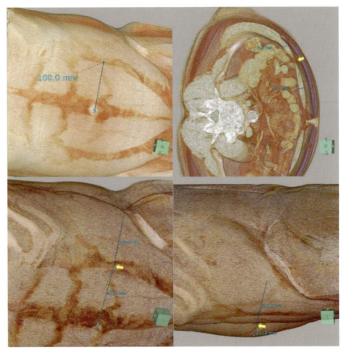

図8 腰部クモ膜下腔−腹腔（L-P）シャント術の開腹部位の計測

　腰椎側カテーテルから脳脊髄液が抜け過ぎないように注意しながらコネクタと接合して，シャントバルブを腰背部の皮下に留置し，バルブをポンピングして腹腔端からスムーズに脳脊髄液が流れ出ていることを確認してから腹腔内に挿入する．L-P シャント術では背屈位とはできないため，V-P シャント術ほど腹部の皮膚切開を小さくすることはできないが，開腹に開創器を上手く使うことで，やせ体型であれば 2 cm 程度の皮膚切開で中継点を設けずに安全に開腹できる 図9．

　シャントバルブは，頭部皮下の頭蓋骨上に留置する V-P シャント術ではできるだけ小さく目立たないようなバルブを選択するが，L-P シャント術では留置部に硬い骨がなく，腰の屈曲やひねり動作で，バルブが動いて kink したり，反転したりするリスクがあるため，土台が付いた大きなシャントバルブを使用した方が良い．さらに，脳硬膜は頭蓋骨の骨膜と癒着しているが，脊髄硬膜は椎骨骨膜と癒着しておらず，隙間に静脈叢を含んだ脂肪組織で満たされた硬膜外腔が存在す

11 治療方法

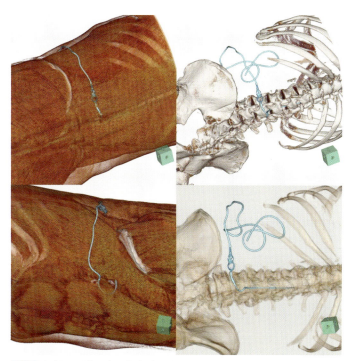

図9 腰部クモ膜下腔−腹腔（L-P）シャント術の術後CT検査

る．この硬膜外腔は腰椎レベルで最も広く，腰椎穿刺で髄液の流出が良好であっても，カテーテル挿入時に迷入してしまうことがあるが，術中にはカテーテルから髄液が排出されているため，術後に症状が改善せず，シャント機能不全を疑って，シャント造影検査をして初めて気づかれることが多い．ハキム病に対するL-Pシャント術を数多く行っている熟練の脳神経外科医は，X線透視下で腰椎穿刺，カテーテル挿入，さらにカテーテルから造影剤を注入して，クモ膜下腔に留置されていることを確認することを推奨している．

③脳室 - 心房短絡術（V-A シャント術）

　最初に記載したように，V-A シャント術はハキム先生の時代の第一選択術式であったが，圧可変式バルブの登場により V-P シャント術が第一選択術式へと変革した．これは，より低侵襲で，患者にとって安全性が高く，確実な手術方法を先人の脳神経外科医達が選択してきた進化の結果である．しかし，腹膜炎や大きな腹部手術などの影響で，腹腔内が広範囲に癒着していて，腹膜と腸管の間にカテーテルを留置するスペースがない場合もあり，そのような時に必要となる術式であり，習得しておくべきである．

　脳室穿刺は V-P シャント術と全く同じであり，心房側カテーテルの留置は内頚静脈から中心静脈カテーテルを留置する手技の応用であり，難しい手技ではない．我々は，頚動脈確保と同様の手技で，胸鎖乳突筋の前縁で皮膚 2 cm 程度小切開し，広頚筋を筋線維に沿って剥離し，胸鎖乳突筋を外側に牽引して頚静脈を視認する．頚静脈穿刺前にベッドをヘッドダウンして足を挙上し，頚静脈を怒張させる．頚静脈を無鈎鑷子で優しくつまみ，16G のピールオフ穿刺針で頚静脈の前壁を穿刺し，一旦，中心静脈カテーテルを留置する（ガイドワイヤーでも良い）．ベッドを水平位に戻し，ピールオフ穿刺針の外套と中心静脈カテーテルを残して金属針を抜去し，心房側カテーテルを右心房の位置に先端がくるように長さを決めて切断した後に，ピールオフ穿刺針からカテーテルを挿入しつつピールオフする．CEA のように広いスペースを作る必要はなく，むしろ広げない方がよい．私は右後角穿刺 V-P シャント術を第一選択としているが，腹部手術の既往がある高齢者は多く，術前に腹腔内の癒着を画像で判断することは難しく，開腹して初めて癒着に気づくことがある．そのような場合は，まず狭いスペースでも腹腔内にシャントチューブをおさめて腹膜と腹直筋後鞘にタバコ縫合（巾着縫合）をかけて，チューブが皮下に逸脱してこないようにして終了する．術後にシャント機能不全が判明した場合は，局所麻酔下に右前頚部のチューブ直上を小切開し，腹腔側チューブを抜いて，先端位置が右心房になるように適切な長さに切断し，上述の方法で V-A シャントに切り替える　図10．

11 治療方法

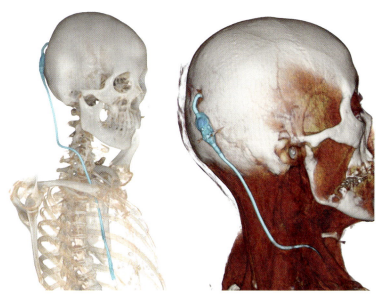

図10 脳室 - 心房（V-A）シャント術の術後 CT 検査

④第三脳室底開窓術（ETV）

　小児慢性水頭症に対する ETV（Endoscopic Third Ventriculostomy）の有用性は確立している．成人においても，中脳水道狭窄・閉塞を伴う慢性水頭症においては，第一選択となる手術法だが，ハキム病では，髄液の総量が増え，すでに第三脳室の上面で中間帆・クモ膜下腔と，また側脳室下角では脈絡裂を介して脳底槽と自由に髄液が交通しており，第三脳室底を開窓して脳室と脚間槽・クモ膜下腔に交通を付ける意味はない．これまで，iNPH に対して ETV を行い，有効性を示したとする報告はいくつもあるが，中脳水道狭窄・閉塞を伴う慢性水頭症も iNPH に含めている，もしくは区別しておらず，ハキム病に対する治療方法として考慮すべきではない．

⑤その他. 手術以外の治療方法

　髄液シャント術以外に確立した方法は未だ存在しないが，癌末期で生命予後が限られている場合や，髄膜炎を発症していて脳室にも腰部クモ膜下腔にもカテーテルを留置できない等の理由でシャント術ができないハキム病患者に対しては，**タップテストを繰り返す**ことでわずかでも症状改善をはかるが，タップテストを繰り返すうちに徐々に症状が悪化し，最初は効いていても，次第に効果が減弱して，いずれは効果がなくなる姑息的な治療方法である．

　内服薬で有効性が確認されているものはないが，**アセタゾラミド**（炭酸脱水酵素阻害薬，商品名：ダイアモックス）がハキム病に効果があるのではないかと考えられ，現在，スウェーデンで二重盲ランダム割り付け比較試験（RCT）が行われており，結果が待たれる．アセタゾラミドはかつて1950年代に急性水頭症の頭蓋内圧亢進に対する効果が検証され，動物実験なども行われた歴史の古い薬で，現在も高山病の予防に効くと考えられているが，その薬理作用は不明な点が多い．血中二酸化炭素分圧を上昇させて末梢血管を広げて血管床を増やし，脳循環血液量を増やす作用の他，眼房水の産生抑制により眼圧を下げる効果で緑内障の治療薬，内耳リンパ液の産生抑制効果でメニエール病の治療薬，神経興奮抑制によりてんかんや睡眠時無呼吸症候群の治療薬としても使用されるなど，多岐にわたる効能が報告されている．

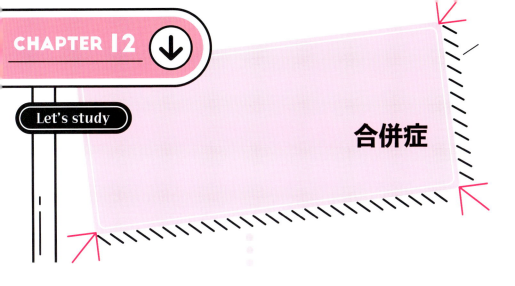

合併症

シャント術に伴う合併症として，患者の生命予後や機能予後にも影響する重症度の高い順に，① シャントカテーテル挿入時の脳内出血や腸管穿孔，臓器損傷，② シャント感染症，③ 髄液過剰排出（オーバードレナージ）による慢性硬膜下血腫，④ シャントチューブの閉塞・断裂によるシャント機能不全などが挙げられる．高齢のハキム病患者に対するシャント術は，脳卒中後の慢性水頭症に対するシャント術と異なり，**歩けなくなってきている患者を歩けるようにする機能外科**であり，これらの合併症を一つも起こさないよう細心の注意が求められている．

① シャントカテーテル挿入時の脳内出血や腸管穿孔，臓器損傷

SINPHONI（V-P シャント術）と SINPHONI-2（L-P シャント術）の有害事象は，2016 年に Journal of Neurosurgery に掲載された論文[59]の Table 5 にまとめられているが，SINPHONI（V-P シャント術）において，脳出血 1 例（1%），腸管穿孔 1 例（1%）のみと極めて少なかった．また，2012 年に行われた iNPH 全国病院アンケート調査の有害事象は，2018 年に Frontier in Neurology に掲載された論文[108]の Table 3 にまとめられているが，V-P シャント術において，脳出血 1 例（0.2%），頭蓋内出血 2 例（0.5%），腸管穿孔なしと極めて少なかった．しかし，このようなハキム病を専門とする熟練術者が行うシャント術の有害事象の発生率は，ハキム病への関心が薄い一般病院の脳神経外科専門医，さらに手術を始めたばかりの若手術者が行うシャント術とでは全く異なることが予想される．

私も現在のように術前シミュレーションを行わずに V-P シャント術を行っていた頃，脳室内にカテーテルが入らず，何度も脳室穿刺を繰り返して焦った経験がある．術直後に軽度の左片麻痺症状を認めたため，緊急 MRI を行ったところ，右側脳室の外側に沿うように誤穿刺していたことが確認された 図1 ．右放線冠に空気を認め，これが片麻痺の原因と考えられた．幸いにも片麻痺はすぐに消失し，患者はリハビリで歩行障害は術前よりも改善したが，もし出血していたらと考えると恐ろしい．この経験から，術前シミュレーションを綿密に行うようになった．

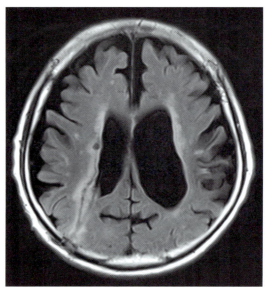

図1 右後角穿刺の誤穿刺

② シャント感染症

シャントシステムの感染は，脳炎・髄膜炎あるいは腹膜感染症など生命に関わる重症な有害事象である．また，生命には問題なくとも，高熱で動けなくなる期間ができ，シャント抜去術と抗菌薬投与による治療によって完全に感染が治癒したことを確認した後に，シャント再建術を行うことになると，歩行障害が比較的重症のハキム病患者では，期待していたほどの効果が得られない場合や，長期臥床により下肢の廃用性筋萎縮や拘縮してしまい，歩けないようになってしまう場合もあり得る．

シャント感染対策としては，皮膚切開の前に抗菌薬を使用する，二重に手袋をつける，空気汚染を最小限に抑える手術環境下で行う，シャントデバイスを抗菌薬が溶解した生理食塩水に浸す，抗菌薬を手術創へ局所注射するなどが実施されている．

抗菌薬含浸シャントカテーテル（Antibiotic-Impregnated Catheter：AIC，商品名：Bactiseal Catheter）は欧米では 2000 年頃から使用されていた．2011 年に米国のシステマティックレビュー・メタアナリシスでリスク比は 0.46 と報告され[113]，2021 年に英国のシステマティックレビュー・メタアナリシスでリスク比は 0.38 と報告され[114]，AIC がシャント感染リスクを有意に低減し，感染回避による医療経済効果も明らかとなっていた．さらに，2019 年に The Lancet に発表された BASICS（British Antibiotic and Silver Impregnated Catheters for ventriculoperitoneal Shunts）試験は，英国で行われた多施設ランダム割り付け比較試験（RCT）で，小児から 91 歳の高齢者までの慢性水頭症に対する V-P シャント術で，標準カテーテルを使用した 533 人中 32 人（6%）が感染のためにシャント再置換術を受けたのに対し，AIC を使用した 535 人中 12 人（2%）（ハザード比：0.38），銀コートカテーテル群を使用した 526 人中 31 人（6%）（ハザード比：0.99）で AIC でのみ有意な感染リスク低減が証明された，有害事象は標準カテーテル使用群 135 例（25%），AIC 使用群 127 例（23%），銀コートカテーテル使用群 134 例（36%）と報告された[115]．日本での AIC の使用は，耐性菌を懸念してなかなか認可されず，欧米から約 20 年遅れてようやく医療機器として承認され，現在は使用できる．

この AIC が使用できる前の時代のシャント感染率は，SINPHONI，SINPHO-NI-2 のデータでは，SINPHONI-2（L-P シャント術）で 1 例（1.1%）のみ[59]，iNPH 全国病院アンケート調査では V-P シャント術で 6 例（1.4%），L-P シャント術で 4 例（0.7%）[108] と，欧米の報告と比較してもかなりシャント感染症の合併率は低かった．

③ 髄液過剰排出による慢性硬膜下血腫と起立性頭痛

慢性硬膜下血腫は，術直後だけでなく術後長期にわたり最も頻度の高い合併症であろう．V-P シャント術では，術後早期に脳室穿刺と同側の慢性硬膜下血腫をきたしやすい 図2 ．ほとんどのケースは，早い段階で硬膜下水腫に気づいて，シャントバルブ圧を調整することで治癒するが，抗血小板薬や抗凝固薬を内服している患者では要注意であり，CERTAS バルブであれば，一旦バーチャルオフ（Setting 8）として硬膜下水腫，硬膜下血腫を消失させることを優先した方が良い．

次の「術後経過と長期の機能予後」で詳しく述べるが，ハキム病患者は長期間髄液が頭蓋内に溜まった状態で症状を呈するようになるため，治療・症状改善にも時間を要すると考えている．適正な髄液排出量，つまりシャントバルブ圧は，シャント術後早期と，術後半年，1 年の時点では異なる可能性がある．具体的には，術後早期の適正圧は，術後半年，1 年の時点では不十分（さらに症状が改善しうる）の可能性があり，何らかの症状が残存しているハキム病患者では，術後半年，1 年の時点で，もう一段シャントバルブ圧を下げるチャレンジを行うことがある．圧を下げた場合は，やはり慢性硬膜下血腫の合併症リスクがあるため，症状に関わらず，1 か月後に頭部 CT を再検している．この時点で慢性硬膜下血腫に気づくことができれば，シャントバルブ圧の調整で手術に至ることはほぼない 図3 図4 ．しかし，何らかの理由で CT フォローができずに 3 か月経過すると穿頭血腫除去術が必要な慢性硬膜下血腫となるリスクがあることに留意する．

12 合併症

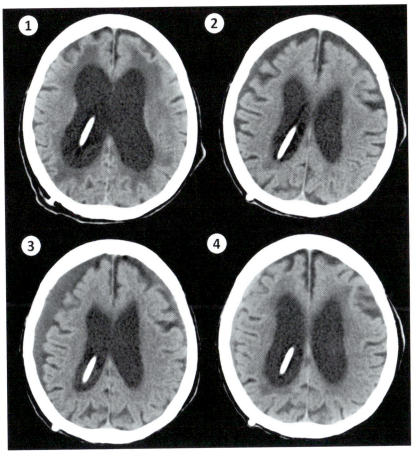

図2 オーバードレナージによる右側慢性硬膜下血腫
右後角穿刺 V-P シャント術で初期圧を中圧（CERTAS バルブの Setting 4）に設定．術直後の頭部 CT ①では問題なかったが，術後1週間後の頭部 CT ②でわずかに右硬膜下血腫を認めたため，シャントバルブ圧を一段階上げて（Setting 5）退院としたが，さらに1か月後に頭部 CT ③を再検すると硬膜下血腫が増大したため，シャントバルブ圧をバーチャルオフ（Setting 8）とし，1か月の頭部 CT ④で硬膜下血腫の消失を確認して，バルブ圧を Setting 5 で再開した．

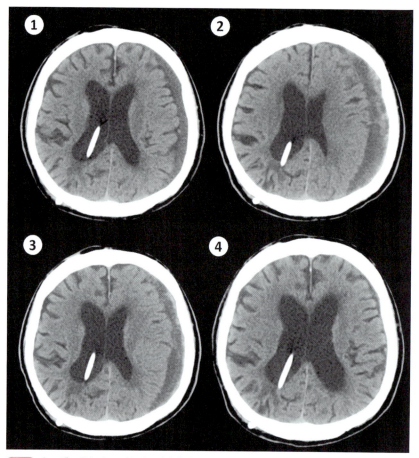

図3 オーバードレナージによる左側慢性硬膜下血腫

V-P シャント術後に症状改善は得られていたが,術後半年の時点でまだ症状が残存していた.そこで,CERTAS バルブは Setting 3 から Setting 2 に 1 段階下げて 1 か月後に頭部 CT ①を再検すると左硬膜下血腫を認めた.そこで,シャントバルブ圧を Setting 3 に元に戻して,1 か月後に頭部 CT ②を再検すると硬膜下血腫はさらに増大していた.そこで,シャントバルブ圧をバーチャルオフ(Setting 8)とし,1 か月の頭部 CT ③で硬膜下血腫はやや減少したため,CERTAS バルブを Setting 4 で再開し,3 か月の頭部 CT ④で硬膜下血腫は消失・完治したため,シャントバルブ圧を Setting 3 に下げた.

12 合併症

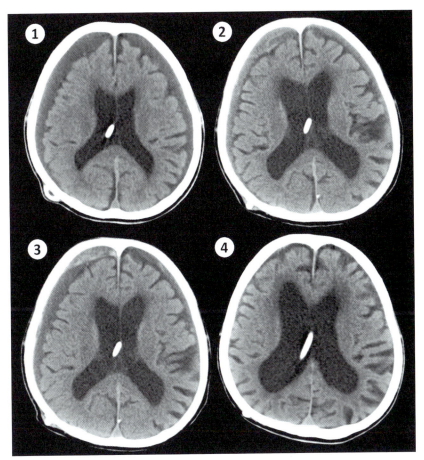

図4 オーバードレナージによる両側慢性硬膜下血腫

V-P シャント術後に症状改善は得られていたが，術後1年の時点でまだ症状が残存していた．そこで，CERTAS バルブは Setting 4 から Setting 3 に1段階下げて，1か月後に頭部CT ①を再検すると両側硬膜下血腫を認めた．そこで，シャントバルブ圧を Setting 4 に元に戻して，1か月後に頭部 CT ②を再検すると硬膜下血腫は濃縮し，やや減少したため，シャントバルブ圧は変更せず，1か月後の頭部 CT ③，2か月後の頭部 CT ④で硬膜下血腫の完治を確認した．術後1年以上経過してからのチャレンジで硬膜下血腫となったので，それ以上圧を下げるチャレンジは行わなかった．

SINPHONI, SINPHONI-2 のデータでは，術後 1 年以内に慢性硬膜下血腫は SINPHONI（V-P シャント術）で 6 例（6%），SINPHONI-2（L-P シャント術）で 5 例（5.7%）と同程度であったが，手術を必要とした慢性硬膜下血腫は，SIN-PHONI（V-P シャント術）で 1 例（1%），SINPHONI-2（L-P シャント術）で 3 例（3.4%）と 3 倍以上高かった[59]．また，iNPH 全国病院アンケート調査では V-P シャント術で 15 例（3.5%），L-P シャント術で 21 例（3.8%）と同程度であった[108]．SINPHONI が行われたのはアンチサイフォンデバイスのなかった時代で，SINPHONI-2 では全例でアンチサイフォンデバイスが使用されており，直接比較はなされていない．SINPHONI と同時期に行われたヨーロッパの多施設共同研究 Eu-iNPH では術後 1 年以内に慢性硬膜下血腫は 10% に合併，うち手術を要したのは 7% と日本と比較してかなり高い結果であった[116]．

慢性硬膜下血腫の発生率は，V-P シャント術と L-P シャント術でさほど変わらないが，術直後のオーバードレナージによる起立性頭痛は SINPHONI, SIN-PHONI-2 のデータでは，SINPHONI（V-P シャント術）で 8 例（8%），SIN-PHONI-2（L-P シャント術）で 21 例（24.1%）[59]，iNPH 全国病院アンケート調査では V-P シャント術で 5 例（1.2%），L-P シャント術で 13 例（2.4%）であった[108]．

④ シャントチューブの閉塞・断裂，逸脱によるシャント機能不全

SINPHONI, SINPHONI-2 のデータでは，SINPHONI（V-P シャント術）でシャント閉塞 1 例（1%）のみ，SINPHONI-2（L-P シャント術）でシャントチューブの破損による閉塞 1 例（1.1%），シャントチューブの逸脱が 5 例（5.7%）と L-P シャント術に多い合併症であった[59]．iNPH 全国病院アンケート調査では原因は記載されていないがシャント機能不全は V-P シャント術で 11 例（2.6%），L-P シャント術で 19 例（3.5%）とやはり L-P シャント術に多い合併症であった[108]．これは，手術の章にも記述したが，L-P シャント術に特有の有害事象であり，専用デバイスの開発が期待される．

ヨーロッパの多施設共同研究 Eu-iNPH では V-P シャント術後 1 年間に 17 人（15%）に 19 回のシャント再建術が行われており[116]，日本と比較すると再建率が非常に高い．さらに長期になるほど，シャント機能不全をきたすリスクは高くな

12 合併症

る.米国ルイジアナ州立大学で行われた成人慢性水頭症に対するV-Pシャント術後19年間で221人（32%）がシャント機能不全で再建術が必要となったが，その73%は術後半年以内であったと報告されている[117].また，米国ジョンホプキンス大学で行われたiNPH（先天性要因を含めているので，敢えてハキム病は使わない）患者に対するV-Pシャント術後20年間で100人（28.8%）がシャント機能不全で再建術が必要となったと報告されている[118].さらに，同iNPH患者で，再建術が必要になった場合に，術後6か月の時点で歩行障害が改善している可能性は，初回治療時の約3分の1となり，さらに次の再建術が必要となるリスクも3倍に上昇しており，**最初の手術を成功させることが最も重要である**ことが示された[119].

V-Pシャント術でシャント閉塞をきたす主な原因は，脳室カテーテルの先端が同側の側脳室前角（モンロー孔より前）の適切な位置に留置されていないことと考えられており，米国ミネソタ大学の報告では，対側の側脳室に留置されているとシャント閉塞リスクが57%増，先端が脳内に迷入していると66%増となり，エコーやステレオなどの術中画像デバイスを用いずにフリーハンドで穿刺すると適切な位置に留置されないリスクが約6倍と報告された[120].米国ミシガン大学の報告でも，最適な位置に脳室カテーテルが留置される割合は，エコー・ガイド下で88%，ステレオ・ガイド下で89%であったのに対して，フリーハンドの穿刺では55%と，約6倍の適切な位置に留置されないリスクがあると報告された[110].これらの結果から，**V-Pシャント術の脳室穿刺はフリーハンドで適当に行うべきではなく**，何らかの術中画像デバイスを用いて脳室カテーテルを最適な位置に留置することが世界共通の認識となりつつある.

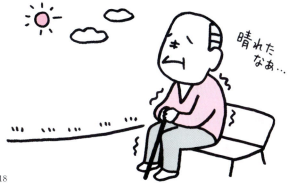

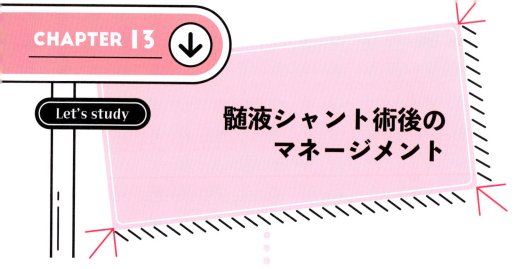

髄液シャント術後のマネージメント

シャントバルブ圧の設定と術後管理

　シャント術直後から症状が明らかに改善していたのに，その数日後に起立性頭痛を訴え，ベッドから起き上がれなくなり，嘔気・嘔吐症状を伴って食事が食べられなくなると入院期間の延長や歩行障害や認知障害の改善を妨げる可能性があり，オーバードレナージは避けたい合併症の一つである．全国共同研究の結果だけでなく，経験的にも L-P シャント術後に多い合併症であり，理由は腰部クモ膜下腔カテーテル挿入後もしばらく横から髄液が漏れ出ているからではないかと考えられている．診療ガイドラインでは，「オーバードレナージ症状がみられた場合，シャントバルブ圧の変更よりも率先して，安静臥床による対処が望ましい.」と記載されているが，高齢者は数日間臥床しているだけでも立てなくなるほど下肢筋力が衰えることがあり，認知障害の悪化，せん妄や転倒リスクなども懸念されることから安静臥床はできるだけ避けたい．数日間の短期入院でL-Pシャント術を行っている施設も多く，L-Pシャント術ではシャントバルブ留置時の初期圧を最高圧から開始して，術後経過に合わせて下げていく方法が主流となりつつある．しかし，**オーバードレナージを気にし過ぎると，アンダードレナージ（髄液過少排出）となり，最適な髄液排出量によって得られるはずの治療効果が得られない懸念が生じる．**特に，重症の歩行障害を有するハキム病患者では術直後から最大限の症状改善を期待して，積極的にリハビリテーションを行い，転倒リスクを減らし，自宅に帰ってからも一人で安心して歩けるようになってから退院する

のが理想的であり，初期圧から適正圧に設定したい．そこで，**歩行障害が重症の****ハキム病患者であれば，私は V-P シャント術を第一選択**とし，アンチサイフォン付き圧可変式バルブを使用して，普通体型であれば初期圧を中圧（12 cmH$_2$O，CODMAN CERTAS Plus（以下 CERTAS）バルブなら Setting 4），低身長肥満体型かつ起立・歩行に介助が必要であれば初期圧を低圧（8 cmH$_2$O，CERTAS バルブ Setting 3），高身長やせ体型であれば初期圧を高圧（16 cmH$_2$O，CERTAS バルブ Setting 5）から開始している．CERTAS バルブでは，Setting 8（> 40 cmH$_2$O）のバーチャルオフ機能があるため，術後に起立性頭痛や嘔気・嘔吐，食欲不振などの症状を認めた場合は，オーバードレナージと判断して，**一旦バーチ****ャルオフにして，数日後に症状が改善したら一段，高い圧設定に変更してドレナ****ージを再開**している．逆に，歩行障害が軽く，**認知障害や排尿障害が主症状であ****れば，腰椎麻酔下 L-P シャント術を第一選択とし**，初期圧を最高圧（20 cmH$_2$O，CERTAS バルブ Setting 7）から開始して，入院期間はできるだけ短縮した方が良いと考えている．

　初期圧の設定方法については，ヨーロッパの多施設共同研究 Eu-iNPH でシャントバルブ圧の設定方法のランダム割り付け比較試験（RCT）が行われた[121, 122]．初期圧を 20 cmH$_2$O に設定し，1 か月毎に 4 cmH$_2$O ずつ，16 → 12 → 8 → 4 cmH$_2$O まで漸減する群（34 人）と，もう一群は初期圧を 12 cmH$_2$O に設定して 6 か月間圧設定を変更しない群（34 人）に割り振り，6 か月間前向きに追跡調査された．結果は，初期圧 20 cmH$_2$O から漸減する群と 12 cmH$_2$O 固定群で，症状改善は 30 人（88%）と 21 人（62%）（$p = 0.032$）に対して，頭痛・嘔気・嘔吐のオーバードレナージ症状は 7 人（23%）と 4 人（12%）（$p = 0.016$）であった．また，硬膜下血腫は 5 人（15%）と 6 人（17%）で有意差を認めなかったが，手術を要する硬膜下血腫は 1 人と 3 人と固定群の方が多かった[122]．

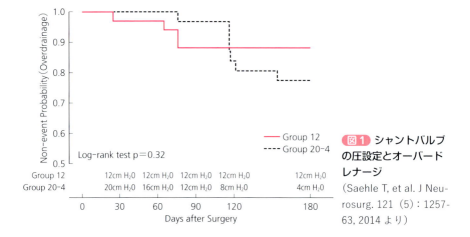

図1 シャントバルブの圧設定とオーバードレナージ
(Saehle T, et al. J Neurosurg. 121 (5): 1257-63, 2014 より)

　この結果だけでは，どちらが良いのか判断が難しいと思うので，論文内の **図1** を見て欲しい．

　オーバードレナージ症状の出現を見ているが，12 cmH$_2$O 固定群では全て3か月以内で，それ以降には出現していない．一方，20 → 16 → 12 cmH$_2$O の3か月までは明らかに 12 cmH$_2$O 固定群よりもオーバードレナージ症状の出現頻度が少ない．しかし，8 cmH$_2$O に下げた途端にオーバードレナージ症状が増えている．また，2群間で術後3か月以内の歩行障害と認知障害の改善率は定量的にも同等であったことから，個人差を考慮せずに初期圧を設定するのであれば，まず 20 cmH$_2$O に設定して，1か月毎に 16 → 12 cmH$_2$O と2回下げて，しばらく経過観察するのが良いと考える．

　日本では，三宅裕治先生がシャントバルブ圧と髄液排出量の関係を研究され，バルブ圧＝頭蓋内圧＋静水圧差－腹圧で規定すると適正な髄液排出量が得られると提唱された[123]．静水圧差は頭部と臍の水圧差であることから座高（身長）と関連し，腹圧は肥満度と関連するとして，Codman-Hakim Programmable Valves（CHPV）の初期設定圧用 Quick Reference Table（QRT）を考案され[124]，SINPHONI と SINPHONI-2 で採用された．私も CHPV を使っていた時期は，この QRT を参考にして初期圧を設定しており，現在はその経験を参考に上述のように CERTAS バルブで初期圧を設定している．

13 髄液シャント術後のマネージメント

術後経過と長期の機能予後

SINPHONI, SINPHONI-2 のデータで，V-P シャント術，L-P シャント術，いずれの術式で手術しても1年後に，約7割の患者が mRS で1点以上の改善，iNPH Grading Scale の歩行障害は約6割，認知障害は約5割，排尿障害は約5割の患者が1点以上の改善，iNPH Grading Scale の合計点で1点以上の改善は約7割の患者で認めた[59, 60]．ヨーロッパの多施設共同研究 Eu-iNPH もほぼ同様で，約7割の患者が mRS で1点以上の改善，Hellström iNPH Scale（100点満点）で5点以上の改善は84% で認めた[116]．これらの研究は観察期間が1年間であったため，長期の機能予後については報告されていない．フィンランドの多施設共同研究では，ハキム病患者189人をシャント術後1年と術後5年で，健康関連の生活の質（HRQoL：Health-Related Quality-of-Life）を用いて追跡調査された．術後1年の時点で145人が追跡され，63人（43%）が HRQoL で良好な改善と評価されたが，術後5年までの間に64人が死亡し，88人が追跡され，37人（42%）が HRQoL で良好な改善と評価され，長期の改善が期待できる治療法であることが証明された[125]．この HRQoL を用いたハキム病の術後経過のシステマティックレビューでは，術後21か月までは HRQoL の全ての項目で改善が認められたが，同年代の健常者と同程度までの改善は期待できず，術後約2年以降は次第に HRQoL が低下していると報告されている[126]．

スウェーデンの Umeå（ウメオ）大学の Jan Malm 先生のグループは，単一施設だが，ハキム病のシャント術後平均21か月（6か月～45か月）経過した時点で EQ-5D（EuroQol 5 Dimension）を評価し，全ての項目でシャント術前よりは改善しているものの，やはり同年代の一般人のコントロール群と比較して，歩行障害とうつ症状の項目が低く，生活自立度が低かったと報告している[127]．

ハキム病に対して早期にシャント術の治療介入を推奨するのは，**治療介入後長期間効果が継続しやすい**ことも理由の一つである．長期機能予後に関連する因子として，**①手術時の年齢，②アルツハイマー病やパーキンソン病などの神経変性疾患や脳卒中の併存，③術後3か月時点での残存症状の重症度，④手術の成功（シャントの長期開存）**などが考えられる．特に，髄液バイオマーカーなどによるアルツハイマー病理[102]が長期予後予測に有用なのではないかと注目されている．

術前の症状の重症度も長期機能予後に関連するのではないかと考えていたが，2024年3月にスウェーデン・イェーテボリ大学のTullberg先生，Wikkelsö先生のグループより，術前の状態，症状の重症度，併存疾患，背景などは術後3か月時点での症状改善を予測するものではなかったと報告された[128]．この報告を参考に，術後3か月時点での残存症状の重症度を長期予後予測因子に挙げた．

　シャントバルブ圧の設定と術後管理の章では，初期圧の設定について記したが，私は術後長期に亘ってシャントバルブ圧を適正に調整することがハキム病患者の長期機能予後の改善には重要と考えている．しかし，これまでにそのような研究報告は存在しない．ハキム病は，AVIMでみられるように，症状が出現するよりもずっと以前から脳室拡大・DESHを呈していた可能性があり，症状が出現してから診断に至るまでの罹病期間も数年と長いことが多い．このため，シャント術後早期に硬膜下水腫を認めたり，起立性頭痛などのオーバードレナージ症状を呈したシャントバルブ圧よりも一段高い圧が最適な設定圧と考えられ，そのままの設定圧で経過観察されているハキム病患者が多いと推察される．しかし，長期経過を観察していて，画像上DESHの改善を認めても高位円蓋部・正中の脳溝の狭小化（THC）が残っていて，何らかの症状が残存するハキム病患者では，術後半年，1年の時点で，もう一段シャントバルブ圧を下げるチャレンジを行うと，慢性硬膜下血腫にもならず，オーバードレナージ症状も呈さず，症状がさらに改善する患者をかなり多く経験している．しかし，術後2年以上経過してから，同じようにさらにシャントバルブ圧を下げても，症状が改善する患者は少なく，慢性硬膜下血腫やオーバードレナージ症状を呈するリスクが高いと考えている．また，術前に比較的軽い歩行障害，認知障害，排尿障害の症状を認めたが，シャント術後早期に改善して，すっかり症状がなくなったと喜んでいたハキム病患者でも，術後早期にTHCが少し改善した後1年してもTHCが残存している場合に，術後2年ほどしてから症状が再燃し，シャントバルブ圧を一段下げると，症状改善を認めた患者も数人経験している．この患者達も，術後早期は適正なシャントバルブ圧設定であったが，長期的には適正圧ではなかった（もっと下げておくべきだった）と考えている．

このような経験から，私は術前の説明時に患者と患者家族に**術後少なくとも1年はシャントバルブ圧の調整が必要になる可能性が高い**ので自分の外来を受診するように説明している．

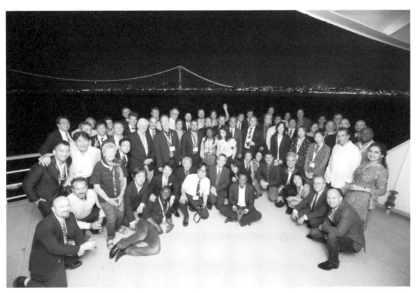

2017年に神戸で開催された国際水頭症学会での集合写真．最前列中央の白いシャツが筆者

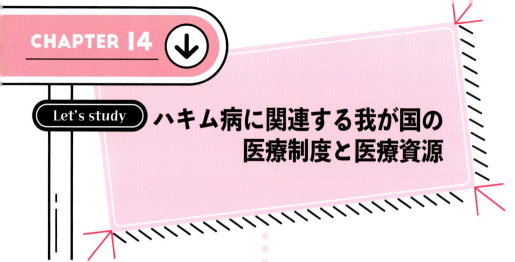

CHAPTER 14

Let's study

ハキム病に関連する我が国の医療制度と医療資源

リハビリテーション

　ハキム病患者はシャント術後のリハビリテーションが重要である．重い歩行障害の患者が，シャント術後に起立歩行が困難な状態のまま退院すると，自宅内でもほとんど動かず，トイレへの移動も歩かなくなり下肢筋力がさらに低下して，寝たきりとなる可能性が高い．また，歩行障害が軽い患者であっても，転倒した経験があり，屋外歩行に不安を感じている状態で退院すると屋外歩行を控えるようになり，「閉じこもり」となることがある．閉じこもり症候群はうつ病，認知症，フレイル，廃用症候群の発症と関連しており，寝たきり予備群として注目されている．これらを予防するために，歩行障害の重症度に関わらず，シャント術後の積極的なリハビリテーションが推奨される．

　超高齢社会の我が国では2000年4月から介護保険制度が始まり，介護の必要な人が自立した生活が送れるように地域社会全体で支える社会インフラが整備された．ハキム病患者は歩行障害の重症度に関わらず，リハビリテーションが重要だが，長期間自立した生活を送るためにも，退院後もリハビリテーションの継続が重要である．現在の医療保険では外来診療でリハビリテーションを継続することは困難であるため，介護保険を利用してリハビリテーションを継続する体制を整える必要がある．また，「閉じこもり」予防，認知機能をできるだけ維持するためにも，デイサービス等の利用がハキム病患者には重要と考えている．

　SINPHONI-2研究のランダム化比較試験で，3か月間の手術待機群に割り付け

られた患者群には，以下のリハビリテーションプログラムを自主トレーニングするように組まれた[11].

① ウォーミングアップとして，その場で足踏みやストレッチを 2 ～ 3 分ほど行い，身体を温めて，筋肉を伸ばしておく.

② 両手を机について支えながら，両かかとをゆっくりと上げる.

③ 片手を机か椅子にかけて，片足ずつ交互にゆっくりと太ももを上げる.

④ 椅子からゆっくりと立ち上がり，ゆっくりと座る. 基本は手を使わないが，不安定な場合や起立困難な場合はひじ掛けを用いてもよい.

⑤ 椅子に腰かけて，片足ずつ交互にゆっくりと膝を伸ばす（下腿を上げる）.

⑥ 歩ける方は約 5 分間ゆっくりと歩く.

自主トレでは常に転倒に注意し，転倒リスクがある方は家族の見守り，付き添い，介助が必要な場合は軽介助で行う.

また，本章の最初に記したようにハキム病患者はシャント術後のリハビリテーションが重要である. 重い歩行障害の患者だけでなく，歩行障害が軽い患者であっても，転倒した経験があり，屋外歩行に不安を感じている状態で退院すると屋外歩行を控えるようになり，「閉じこもり」となることがある. これらを予防するために，歩行障害の重症度に関わらず，シャント術後の積極的な課題トレーニング型リハビリテーションが推奨される.

医療資源

　超高齢社会の我が国では2000年4月から介護保険制度が始まり，介護の必要な人が自立した生活が送れるように地域社会全体で支える社会インフラが整備された．ハキム病患者は歩行障害の重症度に関わらず，リハビリテーションが重要だが，長期間自立した生活を送るためにも，退院後もリハビリテーションの継続が重要である．現在の医療保険では外来診療でリハビリテーションを継続することは困難であるため，介護保険を利用してリハビリテーションを継続する体制を整える必要がある．また，「閉じこもり」予防，認知機能をできるだけ維持するためにも，デイサービス等の利用がハキム病患者には重要と考えている．

医療資源

　欧米では，検査・手術・薬などの全ての医療資源をどのように公正に配分するかという考えが定着しており，例えばハキム病患者に対してシャント術を行うことが経済効率的観点から医療資源（税金）を使う意義はあるか？　手術中にエコーなどの術中画像デバイスは？　リハビリテーションは？　何歳まで？　ということが常に議論され，エビデンスに基づいて診療費，社会補填費だけでなく，診療内容まで制限される．英国では，様々な疾患領域や治療法の評価を比較するために，費用対効果の指標として増分費用効果比（Incremental Cost Effective Ratio：ICER）が用いられ，ある医療にかかる費用増分/治療効果＝質調整生存年（Quality-Adjusted Life Year：QUALY）の増分として計算される．例えば，新規抗がん剤が従来の薬よりも生命予後を延ばすが，生活の質（HRQoL）が低下することが証明されると，QUALY の増分がなければ，ICER の増分もなく，従来の薬と薬価は同等と試算される．QUALY は効用値×生存年数で計算され，効用値は臨床研究の結果に基づいて試算されており，効用値には「術後経過と長期の機能予後」の章で紹介した HRQoL[125, 126] や EQ-5D[127] が用いられることが多いので，QUALY と ICER が計算しやすく，最初から費用対効果を算出することを見込んで，これらの指標が臨床研究に用いられる．SINPHONI 研究ではこれらの指標を評価項目に入れていなかったので，mRS で代用し，生命予後は治療介入しても変わらない，術後は3か月間のリハビリテーションを行うとして試算した

ところ，2年間 mRS を1点改善できれば，それによって介護負担を一段階軽減できると考えて，費用対効果に優れていると報告した[129]．

　国家予算の少ない国では，高齢のハキム病患者に対する診療に積極的ではなく，シャント術では未だに圧可変式シャントバルブが使用できず，安価な圧固定式シャントバルブのみの使用が許されているが，これまでのハキム病の歴史・知見に基づけば，圧固定式から圧可変式に切り替えることで症状改善が得られやすくなり，寿命も伸ばし，介護負担も軽減され，慢性硬膜下血腫やオーバードレナージの合併症のリスクを減らすことができ，QUALY の増分は十分に高いので，増加する医療費を上回り，費用対効果的にも圧可変式シャントバルブを使用することが推奨される．医療に関わらず社会資源（国の財源）は無限ではないので，費用対効果を考えることは重要だと思うが，日本はこれまで高齢者の尊厳，生命倫理などを理由にこの考え方があまり議論されず，国民に浸透してこなかった．ハキム病を診療することは，生命予後の改善と健康に関連する生活の質（HRQoL）の両者を改善させることができる脳神経疾患の中では QUALY の高い診療であるが，治療介入による QUALY（HRQoL＋生存年数）の増分を考えて，つまり年齢だけでなく，どの程度生活の質が改善するかを予測して，治療介入の基準を決めても良いかもしれない．また，シャント術は他の血管内治療や分子標的薬など新規治療法と比較すると低コストのまま据え置き状態であり，医療機器メーカーにとっては開発・導入のコストを投入しにくい分野となっていることも課題である．

CHAPTER 15

Let's study

特に印象に残っているハキム病患者さんたち

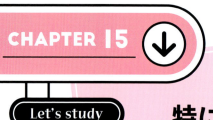

　これまで多くのハキム病患者さんと出会い，シャント術を行ってきて，沢山の患者さんが記憶に残っているが，特に印象に残っている6人の患者さんの経過について，本人もしくは家族の同意のもと，個人が特定できないように仮名で紹介させて頂く．

仮名：ハキムＡさん（89歳，女性）

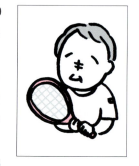

　もともと非常に活発で，高校生でテニスを始めて，20歳でジュニアのテニス大会で日本代表に選ばれたこともあり，テニスを生き甲斐にしているお元気な方．

　私の外来を受診する15年くらい前，70代の頃に，下り坂で止まれなくなる突進現象で転倒したことがある．その後，外出先でたびたび転倒するようになり，杖を持つようになった．

　約10年前頃（78歳）から，物忘れが徐々に進行し，6年前（82歳）に某大学病院 老年内科を紹介受診された．当時のMRIで，著明な脳室拡大，シルビウスの開大，高位円蓋部・正中の脳溝狭小化を認め，典型的なDESHであり，ハキム病（iNPH）を疑われて，タップテストを受けた．歩行障害，認知障害ともに改善を認め，タップテスト陽性と判定されて，当時，脳神経外科に紹介されたが，すでに80歳を超えていたこともあり，シャント術は勧めら

15 特に印象に残っているハキム病患者さんたち

れなかった．その頃は，まだテニスもできており，一人で生活していたが，徐々に歩行障害と認知障害が進行し，2年前（86歳）にはいよいよテニスもできなくなり，一人暮らしができなくなって，息子家族と同居するようになった．88歳時に風邪をひいたことがきっかけで，眠ったままの時間が長くなり，一時は食事もほとんどとらない状態が10日間ほど続いた．その後，回復してリハビリを行い，手すりを持ちながら起立できるようになり，トイレまで歩ける状態に回復したが，老年内科の主治医に「本当に手術はできないのか」と相談したところ，私の外来に紹介となった．初診時（88歳），車椅子にて入室され，一人で車椅子から立ち上がることは難しく，両手引きで起立・歩行可能，会話はできたが，話した内容はすぐに忘れてしまうほど認知障害は顕著であり，尿失禁で紙おむつを履いている状態であった．ご家族がリスクを含めて全て理解できおり，全身麻酔のリスクはさほど高くなく，症状改善の見込みがあると判断して，タップテストは再検せず，早めにV-Pシャント術を行い，術後翌日より積極的なリハビリテーションを行い，術後1週間で自宅退院された．退院後，朝は自分で起きて身支度ができるようになり，自宅内での歩行は問題なく，一度も転倒することはなく経過．89歳となった今年，テニスコートに再び立ち，家族とテニスを楽しんだ．

仮名：ハキムBさん（91歳，女性）

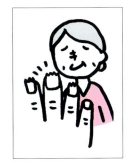

　京都の西陣織の一子相伝の技を継承する職人だったが，後継ぎがおらず，75歳を過ぎた頃から上手くできなくなり，引退して一人暮らしをしていた．81歳の時に手押し車を押して買い物に出かけて転倒し，腰椎圧迫骨折となり，整形外科病院に1か月間入院となった．その後，歩行障害の自覚があり，脳MRIが行われ，著明な脳室拡大，シルビウスの開大，高位円蓋部・正中の脳溝狭小化を認め，典型的なDESHであり，ハキム病（iNPH）を疑われて，近くの総合病院へ紹介となり，タップテストを受けた．しかし，圧迫骨折から1か月後で腰痛もあったためか，**歩行はあまり改善せず，タップテスト陰性と判定されて，シャント術は勧められなかった**．自宅退院後，次第に歩行障

害が進行し，83時には家の中も歩けなくなり，居間を這って移動し，失禁しても着替えることができず生活破綻の状況で発見されて，私の勤めていた病院へ救急搬送された．タップテストを行うと，歩行障害と認知障害に明らかな改善を認め，タップテスト陽性と判定し，入院継続のままV-Pシャント術を行った．術後，著明に歩行障害，認知障害は改善したが，一人暮らしには不安な状態であったため，1か月間入院を延長して，課題トレーニング型リハビリテーションを行った．入院はTUGが計測できない状態から16秒まで改善，MMSEは22点から28点と6点改善を認め，退院となった．それから4年ほどは，食事は宅配サービスを利用して何とか自宅で一人暮らしを続けていたが，次第に歩けなくなり，87歳で介護付有料老人ホームへ入所となった．一旦は自宅に帰れたので喜んで頂いたが，もっと早くシャント術を受けていれば……と悔やまれるが，偶然に私の病院に搬送されたが，もし別の病院だったらシャント術という選択肢はなかったのではないか……と考える．

仮名：ハキムCさん（71歳，男性）

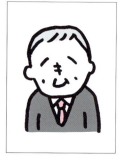

もともと多趣味で貿易関係の会社を経営しながら，海外を飛び回っていたが，67歳頃から趣味をしなくなり，いろいろなことにやる気が出なくなり，近医精神科にて"うつ病"と診断された．その後，外出先でトイレに間に合わず，尿失禁してしまったことがあり，外出時は紙パンツを使用するようになった．仕事で大事な用事を忘れて失敗したこともあったが，物忘れの自覚はなかった．68歳の時に，かかりつけの精神科で脳MRIを撮影したところ，著明な脳室拡大とDESHを認め，ハキム病（iNPH）を疑われ，近くの総合病院の脳神経内科へ紹介され，タップテストが行われた．しかし，当時は歩行障害と認知障害の自覚はほとんどなく，タップテスト後に歩行障害がむしろ悪化したと判定され，シャント手術は勧められずに様子観察となった．それから，しばらくして歩行障害，認知障害が顕著となり，再度タップテストが行われ，TUGが27秒から19秒と8秒改善，MMSEが24点から28点と4点改善を認め，タッ

15 特に印象に残っているハキム病患者さんたち

プテスト陽性と判定されて，私の外来に紹介となった．初診時（69歳），すり足，小刻み，開脚歩行に加え，すくみ足，ふらつきも顕著であった．会話は明瞭で物忘れの自覚もほとんどなく，尿失禁もタップテスト後はないという状況だった．できるだけ早く手術を受けたいと希望され，タップテストは再検せず，V-Pシャント術を行った．術後，著明に歩行障害，認知障害，排尿障害は改善し，車も自ら運転して，全国を渡り歩いて仕事をこなし，旅行にも行けるようになったと喜んでおられる．

仮名：ハキムDさん（78歳，男性）

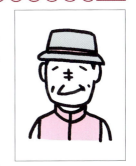

歩くこと，山登りが趣味で，退職後は山に別荘を買って住んでいた．76歳の頃，妻と一緒に歩いていたら，「歩き方がよぼよぼの爺さんみたい」と妻に言われたことがショックで，近くの某大学病院の脳神経内科を受診した．脳MRIを受け，著明な脳室拡大とDESHを認め，ハキム病（iNPH）を疑われて，タップテストを受けた．タップテスト後に歩くのがスムーズになり，足が軽くなり，タップテスト陽性と判定されて，当時，同じ病院の脳神経外科に紹介されたが，**「症状が軽いのでまだ手術は早いでしょう」**と言われ，シャント手術は勧められなかった．そこで自分で調べて，私のもとを訪れた．初診時（77歳），すり足，小刻み気味だが，歩行障害は比較的軽度であった．本人もご家族も早期の手術を希望され，タップテストは再検せず，V-Pシャント術を行った．術後すぐに歩行障害は著明に改善し，大好きだった散歩を再開している．登山はしていないが，毎日2kmほど歩くことが日課で，家族や友人や楽しかったことを思い出しながら歩くことが楽しいと喜んでおられる．

仮名：ハキムEさん（75歳，男性）

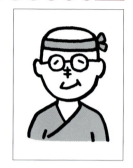

　山歩きをしながら枯木を集めて，その枯木を使って木彫りをするのが趣味で，アウトドア派であったが，65歳頃から次第に外に出かけなくなり，趣味をやらなくなってしまった．68歳頃から歩くスピードが遅くなり，山歩きで転倒したことがきっかけで，趣味だった木彫りもやめてしまった．ちょうどその頃，入浴中に風呂場で浴槽から立ち上がれなくなることがあり，脳神経外科専門病院を受診し，頭部CT，脳MRIを受けて，脳室拡大とDESHを認め，ハキム病（iNPH）を疑われて，タップテストを受けた．タップテスト後に歩行スピードは速くなり，認知機能の点数も改善したが，症状が軽かったので手術は勧められなかった．その後，次第に小刻み，開脚，すり足歩行が悪化し，物忘れも進行したため，同じ病院でタップテストを合計3回繰り返し受けた．シャント手術を勧められたこともあったが，緩徐な症状進行であったため，決断できずに困っていた．尿失禁もするようになり，風呂から出られなくなることが2回ほど続き，息子が調べて，私のもとを訪れた．初診時（72歳），すり足，小刻み気味だが，歩行障害は軽度で，認知障害も軽度であった．本人の希望でもう一度タップテストを行ったところ，タップ前TUG：9.62秒，方向転換：6歩，10m直線歩行：7.56秒，MMSE：30点，FAB：14点で，タップ後4日目TUG：9.13秒，方向転換：4歩，10m直線歩行：6.50秒，MMSE：27点，FAB：15点と，歩行も誤差範囲内と言える軽微な改善であり，タップテストの判定は陰性（反応なし）であった．前医でタップテストを受けてから数か月しか経過していなかったこと，合計4回目のタップテストであったこと，罹病期間が長いことから，**タップテスト偽陰性**である可能性が考えられることを本人と家族に伝えたところ，これまでさんざん悩んできたので，手術を受けたいと希望され，V-Pシャント術を行った．術後，しばらくして趣味だった山歩きと木彫りを再開するようになり，人生の楽しみにを見つけられたと喜んで，山で枯木を拾ってきて，COFFEE SPOONを私のために作って持ってきてくださった 図1 ．今でも机に飾っている．

> **15** 特に印象に残っているハキム病患者さんたち

仮名：ハキムFさん（94歳，男性）

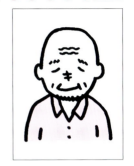

　元会社経営者で引退後も悠々自適の生活をしていた．85歳頃から物忘れと歩行時のふらつきを自覚するようになった．かかりつけ医はあったが，次第に歩きにくくなり89歳の時に転倒して，腰椎圧迫骨折を患い，自宅近くの総合病院に緊急入院することとなった．その後，リハビリを行うもあまり改善せず，介護が必要な状態のため自宅での生活を諦め，介護付有料老人ホームに入所した．それからも歩行障害，認知障害はさらに悪化し，尿失禁も認めるようになり，圧迫骨折で入院した総合病院の脳神経内科を受診して，脳MRIを受け，著明な脳室拡大とシルビウス裂の開大，高位円蓋部・正中の脳溝狭小化がそろったDESHと判定され，ハキム病（iNPH）を疑われて，その病院の脳神経外科を紹介受診された．ところが，脳神経外科医に「**ハキム病（iNPH）の症状というよりは，年齢のせいだろう**，高齢なので手術のリスクが高いから手術はやめておいた方が良い」と言われた．諦めきれずに妻が調べて，私のもとを訪れた．初診時（91歳），車椅子にて入室され，一人で車椅子から立ち上がることは難しく，全介助で何とか車椅子から立ち上がり，両手引きで3mほど歩くのがやっとの状態であった．物忘れも強いが，意思表示は明確であり，何とかもう一度，妻と家で生活できるようになりたい，「死んでも良いからシャント手術を受けたい，このままでは死にきれない」と強く覚悟を決めて手術を希望され，タップテストは行わずに，V-Pシャント術を行った．術後せん妄も出現したが，本人が回復したいという意欲は強く，術後1か月間入院を延長して，課題トレーニング型のリハビリテーションを行い，TUGが計測できない状態から20秒まで改善，MMSEは16点から22点と6点改善を認め，退院時は一旦，介護付有料老人ホームに戻ってリハビリを続け，1年後に自宅に戻ることが叶った．1年後の外来受診時（92歳）には杖歩行でき，MMSE26点まで認知機能も改善し，94歳となる現在まで新幹線に乗って，私の外来に通ってくれているが，私の手を握って「**今まで生きてきた中で今が一番幸せです**」と満面の笑みでおっしゃられた94歳の言葉の重みは忘れがたい．

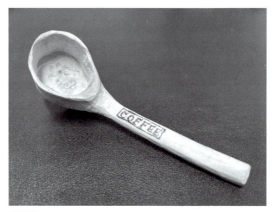
図1

あとがき

「ハキム病」を広めたいという一心で，この本を書きたいと思った.

さらに，最新の知見に基づいた「ハキム病」の頻度，症状，画像所見，検査，治療，病態生理などについて，最新版の診療ガイドラインにも記述されていない情報も，私見を交えて記述したので，知識をアップデートして頂ければ幸いです.

ハキム病の発症機序を解明することが，現在の私の主たる研究テーマであるが，髄液がどこで作られて，どのように移動して，それにはどんな役割があって，最終的にどこから吸収（排出）されるのか？　等，未だに解明されていない事象が多い.2012 年に Iliff 先生と Nedergaard 先生の研究グループが提唱した Glymphatic 機構 [46-49] と 2015 年に Jonathan Kipnis 先生の研究グループが提唱した髄液の硬膜内リンパ管網から吸収される機構 [43] の発見がきっかけとなり，この分野の研究は Nature 誌，Science 誌に何度も取り上げられる脳関連研究の花形となり，今なお多くの研究者がしのぎを削って最先端の研究が行われ，2024 年時点でも新しい発見が次々と報告されている.これまで医学の常識として信じてきたことが覆された頃に，私は偶然この病気と真摯に向き合える環境に身を置いたことを幸運と感じている.

歩行障害と画像検査の章で紹介した臨床研究では，主観による評価から客観的評価へ，誰もが使いやすい定量指標を数多く考案し，最近は流行の AI を取り入れてきた.また，治療方法の章で紹介したように，3D 画像解析システムを使って術前シミュレーションを綿密に行い，シャント術の成功率を高めるための改良を継続してきた.

診断の精度が向上し，手術では全くトラブルを起こさず，障害を改善できる見込みがあれば，ハキム病は症状が進行し，死亡リスクもある病気であることから，少しでも早くにシャント術を行った方が良いと誰しも思うだろう.また逆に，診断までにかなり時間がかかってしまい，重症の歩行障害となった患者さんでも，シャント術と術後の積極的な課題トレーニング型のリハビリテーションによって，歩けるようになる筋が残っているのであれば，主治医の判断でシャント

術を諦めてしまって良いのだろうか．まだまだ課題は多く，ハキム病の医療は日進月歩で，新たな臨床研究によってさらに進化していくと信じている．

　最後に紹介した記憶に残っているハキム病患者さん達のエピソードでは，患者さんの個性，人柄，人生観や，家族の思いなどが治療後の経過に大きく影響しており，最新の研究成果による定量指標や客観的評価よりも，術者の経験に基づく「良くなりそう」という直感が手術適応を決める際には今なお大事であることに気づかされた．また，高齢のハキム病患者さんと患者さんを支える家族から，たくさんの人生の学びと喜びの共感を得ることができる，まさに医者冥利に尽きる病気と対峙することができることを，多くの医療者の皆様と共有したい．

謝辞

　私を水頭症と脳脊髄液の研究に導き，世界中の多くの研究者と繋いで頂き，世界を広げて頂いた石川正恒先生（洛和会音羽病院 正常圧水頭症センター 所長）に深謝申し上げます．そして，この本に登場する先生方，直接ご指導を頂いた先生，共同研究者の皆様，論文から勉強させて頂いた先生に，感謝申し上げます．

著者略歴

山田 茂樹 (Shigeki Yamada)

略歴

1989 〜 1991 年	名古屋市立菊里高校
1991 〜 1997 年	岐阜大学医学部医学科
1997 〜 1998 年	京都大学附属病院（研修医）
1998 〜 2001 年	彦根市立病院（研修医）
2001 〜 2005 年	京都大学大学院・博士課程 （脳統御医科学系専攻） 家族性脳動脈瘤の遺伝子探索研究を行い， 脳動脈瘤の関連遺伝子の同定． 文部科学省科学研究費がん特定領域大規模コホート研究（JACC Study） に参加．
2004 年 10 月	フランス国立ゲノムセンター（Centre National de Genotypage）との 共同研究で短期留学．
2005 年 1 月	東京大学 生産技術研究所 数値流体力学との共同研究で短期国内留学．
2005 年 3 月	大学院博士課程修了
2005 〜 2006 年	京都大学附属病院（医員）
2006 〜 2009 年	滋賀県立成人病センター（現：滋賀県立総合病院）
2009 〜 2010 年	京都大学（助教）
2010 〜 2013 年	浜松労災病院
2013 〜 2019 年	洛和会音羽病院 石川正恒先生と出会い，特発性正常圧水頭症（iNPH）について，症状， 検査法，手術等の診療のコツについて学び，全国共同研究 [60]，診療ガイ ドライン [12] への参加，国際学会での発表，海外の研究者との繋がりなど， 多くの機会を与えて頂いた．2015 年以降は水頭症関連，特に画像解析と 歩行解析にフォーカスして研究を進め，筆頭著者で 20 以上，共著を含め ると 50 以上，国際誌に論文掲載された．
2019 〜 2022 年	滋賀医科大学（助教）
2022 年〜現在	名古屋市立大学（講師）
2012 年〜現在	東京大学生産技術研究所（研究員）
2017 年〜現在	富士フイルム株式会社と共同研究
2017 年〜現在	株式会社デジタルスタンダードと共同研究

専門医資格：日本脳神経外科学会，日本脳卒中学会
所属学会：国際水頭症学会（理事）
　　　　　日本正常圧水頭症学会（理事）
　　　　　日本水頭症脳脊髄液学会（理事）
　　　　　日本転倒予防学会（理事）
　　　　　国際 MRI 学会（International Society for Magnetic Resonance in Medicine）
　　　　　日本脳神経外科学会
　　　　　日本脳卒中学会

日本脳卒中の外科学会	日本生体医工学会
日本脳神経外科コングレス	日本神経放射線学会
日本脳ドック学会	日本磁気共鳴医学会
脳神経外科手術と機器学会	日本認知症学会

参考文献

1) Wallenstein MB, McKhann GM, 2nd. Salomon Hakim and the discovery of normal-pressure hydrocephalus. Neurosurgery. 67（1）： 155-9; discussion 9, 2010.
2) Adams RD, Fisher CM, Hakim S, et al. Symptomatic Occult Hydrocephalus with "Normal" Cerebrospinal-Fluid Pressure.A Treatable Syndrome. N Engl J Med. 273： 117-26, 1965.
3) Ishikawa M, Guideline Committe for Idiopathic Normal Pressure Hydrocephalus JSoNPH. Clinical guidelines for idiopathic normal pressure hydrocephalus. Neurol Med Chir（Tokyo）. 44（4）： 222-3, 2004.
4) Marmarou A, Bergsneider M, Relkin N, et al. Development of guidelines for idiopathic normal-pressure hydrocephalus： introduction. Neurosurgery. 57（3 Suppl）： S1-3; discussion ii-v, 2005.
5) Relkin N, Marmarou A, Klinge P, et al. Diagnosing idiopathic normal-pressure hydrocephalus. Neurosurgery. 57（3 Suppl）： S4-16; discussion ii-v, 2005.
6) Marmarou A, Bergsneider M, Klinge P, et al. The value of supplemental prognostic tests for the preoperative assessment of idiopathic normal-pressure hydrocephalus. Neurosurgery. 57（3 Suppl）： S17-28; discussion ii-v, 2005.
7) Bergsneider M, Black PM, Klinge P, et al. Surgical management of idiopathic normal-pressure hydrocephalus. Neurosurgery. 57（3 Suppl）： S29-39; discussion ii-v, 2005.
8) Klinge P, Marmarou A, Bergsneider M, et al. Outcome of shunting in idiopathic normal-pressure hydrocephalus and the value of outcome assessment in shunted patients. Neurosurgery. 57（3 Suppl）： S40-52; discussion ii-v, 2005.
9) Hashimoto M, Ishikawa M, Mori E, et al. Diagnosis of idiopathic normal pressure hydrocephalus is supported by MRI-based scheme： a prospective cohort study. Cerebrospinal Fluid Research. 7（1）： 18, 2010.
10) Mori E, Ishikawa M, Kato T, et al. Guidelines for management of idiopathic normal pressure hydrocephalus： second edition. Neurol Med Chir（Tokyo）. 52（11）： 775-809, 2012.
11) Kazui H, Miyajima M, Mori E, et al. Lumboperitoneal shunt surgery for idiopathic normal pressure hydrocephalus（SINPHONI-2）： an open-label randomised trial. Lancet Neurol. 14（6）： 585-94, 2015.
12) Nakajima M, Yamada S, Miyajima M, et al. Guidelines for management of idiopathic normal pressure hydrocephalus（third edition）： endorsed by the Japanese society of normal pressure hydrocephalus. Neurol Med Chir（Tokyo）. 61（2）： 63-97, 2021.
13) Halperin JJ, Kurlan R, Schwalb JM, et al. Practice guideline： Idiopathic normal pressure hydrocephalus： Response to shunting and predictors of response： Report of the Guideline Development, Dissemination, and Implementation Subcommittee of the American Academy of Neurology. Neurology. 85（23）： 2063-71, 2015.
14) Saper CB. The Emperor has no clothes. Ann Neurol. 79（2）： 165-6, 2016.
15) Tullberg M, Toma AK, Yamada S, et al. Classification of chronic hydrocephalus in adults： a systematic review and analysis. World Neurosurg. 183： 113-22, 2024.

16) Kuriyama N, Miyajima M, Nakajima M, et al. Nationwide hospital-based survey of idiopathic normal pressure hydrocephalus in Japan: Epidemiological and clinical characteristics. Brain Behav. 7 (3): e00635, 2017.

17) Iseki C, Kawanami T, Nagasawa H, et al. Asymptomatic ventriculomegaly with features of idiopathic normal pressure hydrocephalus on MRI (AVIM) in the elderly: a prospective study in a Japanese population. J Neurol Sci. 277 (1-2): 54-7, 2009.

18) Hiraoka K, Meguro K, Mori E. Prevalence of idiopathic normal-pressure hydrocephalus in the elderly population of a Japanese rural community. Neurol Med Chir (Tokyo). 48 (5): 197-99; discussion 9-200, 2008.

19) Tanaka N, Yamaguchi S, Ishikawa H, et al. Prevalence of possible idiopathic normal-pressure hydrocephalus in Japan: the Osaki-Tajiri project. Neuroepidemiology. 32 (3): 171-5, 2009.

20) Constantinescu C, Wikkelso C, Westman E, et al. Prevalence of possible idiopathic normal pressure hydrocephalus in Sweden: a population-based MRI study in 791 70-year-old participants. Neurology. 102 (2): e208037, 2024.

21) Jaraj D, Rabiei K, Marlow T, et al. Prevalence of idiopathic normal-pressure hydrocephalus. Neurology. 82 (16): 1449-54, 2014.

22) Martin-Laez R, Caballero-Arzapalo H, Lopez-Menendez LA, et al. Epidemiology of idiopathic normal pressure hydrocephalus: a systematic review of the literature. World Neurosurg. 84 (6): 2002-9, 2015.

23) Iseki C, Takahashi Y, Wada M, et al. Incidence of idiopathic normal pressure hydrocephalus (iNPH): a 10-year follow-up study of a rural community in Japan. J Neurol Sci. 339 (1-2): 108-12, 2014.

24) Iseki C, Takahashi Y, Adachi M, et al. Prevalence and development of idiopathic normal pressure hydrocephalus: A 16-year longitudinal study in Japan. Acta Neurol Scand. 146 (5): 680-9, 2022.

25) Hudson M, Nowak C, Garling RJ, et al. Comorbidity of diabetes mellitus in idiopathic normal pressure hydrocephalus: a systematic literature review. Fluids Barriers CNS. 16 (1): 5, 2019.

26) Jaraj D, Agerskov S, Rabiei K, et al. Vascular factors in suspected normal pressure hydrocephalus: A population-based study. Neurology. 86 (7): 592-9, 2016.

27) Rasanen J, Huovinen J, Korhonen VE, et al. Diabetes is associated with familial idiopathic normal pressure hydrocephalus: a case-control comparison with family members. Fluids Barriers CNS. 17 (1): 57, 2020.

28) Israelsson H, Carlberg B, Wikkelsö C, et al. Vascular risk factors in INPH. Neurology. 88 (6): 577-85, 2017.

29) Ghaffari-Rafi A, Gorenflo R, Hu H, et al. Role of psychiatric, cardiovascular, socioeconomic, and demographic risk factors on idiopathic normal pressure hydrocephalus: A retrospective case-control study. Clin Neurol Neurosurg. 193: 105836, 2020.

30) Hickman TT, Shuman ME, Johnson TA, et al. Association between shunt-responsive

idiopathic normal pressure hydrocephalus and alcohol. J Neurosurg. 127（2）：240-8, 2017.
31) Yamada S, Ishikawa M, Nozaki K. Exploring mechanisms of ventricular enlargement in idiopathic normal pressure hydrocephalus: a role of cerebrospinal fluid dynamics and motile cilia. Fluids Barriers CNS. 18（1）：20, 2021.
32) Riedel CS, Milan JB, Juhler M, et al. Sleep-disordered breathing is frequently associated with idiopathic normal pressure hydrocephalus but not other types of hydrocephalus. Sleep. 45（3）：zsab265, 2022.
33) Roman GC, Verma AK, Zhang YJ, et al. Idiopathic normal-pressure hydrocephalus and obstructive sleep apnea are frequently associated: A prospective cohort study. J Neurol Sci. 395：164-8, 2018.
34) Gallina P, Savastano A, Becattini E, et al. Glaucoma in patients with shunt-treated normal pressure hydrocephalus. J Neurosurg. 129（4）：1078-84, 2018.
35) Vanhala V, Junkkari A, Korhonen VE, et al. Prevalence of Schizophrenia in Idiopathic Normal Pressure Hydrocephalus. Neurosurgery. 84（4）：883-9, 2019.
36) Yoshino Y, Yoshida T, Morino H, et al. Prevalence of possible idiopathic normal pressure hydrocephalus in older inpatients with schizophrenia: a replication study. BMC Psychiatry. 20（1）：273, 2020.
37) Pomeraniec IJ, Bond AE, Lopes MB, et al. Concurrent Alzheimer's pathology in patients with clinical normal pressure hydrocephalus: correlation of high-volume lumbar puncture results, cortical brain biopsies, and outcomes. J Neurosurg. 124（2）：382-8, 2016.
38) Silverberg GD, Mayo M, Saul T, et al. Alzheimer's disease, normal‐pressure hydrocephalus, and senescent changes in CSF circulatory physiology: a hypothesis. The Lancet Neurology. 2（8）：506-11, 2003.
39) de Guilhem de Lataillade A, Boutoleau-Bretonniere C, Aguilar-Garcia J, et al. Idiopathic normal pressure hydrocephalus and frontotemporal dementia: an unexpected association. Brain Commun. 4（6）：fcac319, 2022.
40) Sakurai A, Tsunemi T, Shimada T, et al. Effect of comorbid Parkinson's disease and Parkinson's disease dementia on the course of idiopathic normal pressure hydrocephalus. J Neurosurg. 137（5）：1302-9, 2022.
41) Odagiri H, Baba T, Nishio Y, et al. Clinical characteristics of idiopathic normal pressure hydrocephalus with Lewy body diseases. J Neurol Sci. 359（1-2）：309-11, 2015.
42) Da Mesquita S, Louveau A, Vaccari A, et al. Functional aspects of meningeal lymphatics in ageing and Alzheimer's disease. Nature. 560（7717）：185-91, 2018.
43) Louveau A, Smirnov I, Keyes TJ, et al. Structural and functional features of central nervous system lymphatic vessels. Nature. 523（7560）：337-41, 2015.
44) Smyth LCD, Xu D, Okar SV, et al. Identification of direct connections between the dura and the brain. Nature. 627（8002）：165-73, 2024.
45) Ahn JH, Cho H, Kim JH, et al. Meningeal lymphatic vessels at the skull base drain cerebrospinal fluid. Nature. 572（7767）：62-6, 2019.

46) Fultz NE, Bonmassar G, Setsompop K, et al. Coupled electrophysiological, hemodynamic, and cerebrospinal fluid oscillations in human sleep. Science. 366 (6465): 628-31, 2019.

47) Iliff JJ, Wang M, Liao Y, et al. A paravascular pathway facilitates CSF flow through the brain parenchyma and the clearance of interstitial solutes, including amyloid beta. Sci Transl Med. 4 (147): 147ra11, 2012.

48) Nedergaard M. Neuroscience. Garbage truck of the brain. Science. 340 (6140): 1529-30, 2013.

49) Nedergaard M, Goldman SA. Glymphatic failure as a final common pathway to dementia. Science. 370 (6512): 50-6, 2020.

50) Yamada S, Miyazaki M, Yamashita Y, et al. Influence of respiration on cerebrospinal fluid movement using magnetic resonance spin labeling. Fluids Barriers CNS. 10 (1): 36, 2013.

51) Yamada S, Miyazaki M, Kanazawa H, et al. Visualization of cerebrospinal fluid movement with spin labeling at MR imaging: preliminary results in normal and pathophysiologic conditions. Radiology. 249 (2): 644-52, 2008.

52) Yamada S, Ishikawa M, Ito H, et al. Cerebrospinal fluid dynamics in idiopathic normal pressure hydrocephalus on four-dimensional flow imaging. Eur Radiol. 30 (8): 4454-65, 2020.

53) Olstad EW, Ringers C, Hansen JN, et al. Ciliary beating compartmentalizes cerebrospinal fluid flow in the brain and regulates ventricular development. Curr Biol. 29 (2): 229-41 e6, 2019.

54) Yamada S, Otani T, Ii S, et al. Aging-related volume changes in the brain and cerebrospinal fluid using artificial intelligence-automated segmentation. Eur Radiol. 2023.

55) Mahuzier A, Shihavuddin A, Fournier C. Ependymal cilia beating induces an actin network to protect centrioles against shear stress. Nat Commun. 9 (1): 2279, 2018.

56) Yamada S, Ito H, Ishikawa M, et al. Quantification of oscillatory shear stress from reciprocating CSF motion on 4D flow imaging. AJNR Am J Neuroradiol. 42 (3): 479-86, 2021.

57) Yamada S, Ishikawa M, Iwamuro Y, et al. Choroidal fissure acts as an overflow device in cerebrospinal fluid drainage: morphological comparison between idiopathic and secondary normal-pressure hydrocephalus. Sci Rep. 6: 39070, 2016.

58) Yamada S, Hiratsuka S, Otani T, et al. Usefulness of intravoxel incoherent motion MRI for visualizing slow cerebrospinal fluid motion. Fluids Barriers CNS. 20 (1): 16, 2023.

59) Miyajima M, Kazui H, Mori E, et al. One-year outcome in patients with idiopathic normal-pressure hydrocephalus: comparison of lumboperitoneal shunt to ventriculoperitoneal shunt. J Neurosurg. 125 (6): 1483-92, 2016.

60) Yamada S, Kimura T, Jingami N, et al. Disability risk or unimproved symptoms following shunt surgery in patients with idiopathic normal-pressure hydrocephalus: post hoc analysis of SINPHONI-2. J Neurosurg. 126 (6): 2002-9, 2017.

参考文献

61) Ishikawa M, Yamada S, Yamamoto K. Agreement study on gait assessment using a video-assisted rating method in patients with idiopathic normal-pressure hydrocephalus. PLoS One. 14（10）：e0224202, 2019.
62) Andren K, Wikkelso C, Sundstrom N, et al. Survival in treated idiopathic normal pressure hydrocephalus. J Neurol. 267（3）：640-8, 2020.
63) Andren K, Wikkelso C, Hellstrom P, et al. Early shunt surgery improves survival in idiopathic normal pressure hydrocephalus. Eur J Neurol. 28（4）：1153-9, 2021.
64) Oike R, Inoue Y, Matsuzawa K, et al. Screening for idiopathic normal pressure hydrocephalus in the elderly after falls. Clin Neurol Neurosurg. 205：106635, 2021.
65) Larsson J, Israelsson H, Eklund A, et al. Falls and fear of falling in shunted idiopathic normal pressure hydrocephalus-the idiopathic normal pressure hydrocephalus comorbidity and risk factors associated with hydrocephalus study. Neurosurgery. 89（1）：122-8, 2021.
66) Stolze H, Kuhtz-Buschbeck JP, Drucke H, et al. Comparative analysis of the gait disorder of normal pressure hydrocephalus and Parkinson's disease. J Neurol Neurosurg Psychiatry. 70（3）：289-97, 2001.
67) Yamada S, Ishikawa M, Miyajima M, et al. Timed up and go test at tap test and shunt surgery in idiopathic normal pressure hydrocephalus. Neurol Clin Pract. 7（2）：98-108, 2017.
68) Yamada S, Aoyagi Y, Yamamoto K, et al. Quantitative evaluation of gait disturbance on an instrumented timed up-and-go test. Aging Dis. 10（1）：23-36, 2019.
69) Ishikawa M, Yamada S, Yamamoto K. Early and delayed assessments of quantitative gait measures to improve the tap test as a predictor of shunt effectiveness in idiopathic normal pressure hydrocephalus. Fluids Barriers CNS. 13（1）：20, 2016.
70) Yamada S, Aoyagi Y, Ishikawa M, et al. Gait assessment using three-dimensional acceleration of the trunk in idiopathic normal pressure hydrocephalus. Front Aging Neurosci. 13：653964, 2021.
71) Aoyagi Y, Yamada S, Ueda S, et al. Development of smartphone application for markerless three-dimensional motion capture based on deep learning model. Sensors (Basel). 22（14）：5282, 2022.
72) Yamada S, Aoyagi Y, Iseki C, et al. Quantitative gait feature assessment on two-dimensional body axis projection planes converted from three-dimensional coordinates estimated with a deep learning smartphone app. Sensors (Basel). 23（2）：617, 2023.
73) Iseki C, Hayasaka T, Yanagawa H, et al. Artificial intelligence distinguishes pathological gait: the analysis of markerless motion capture gait data acquired by an iOS application (TDPT-GT). Sensors (Basel). 23（13）：6217, 2023.
74) Iseki C, Suzuki S, Fukami T, et al. Fluctuations in upper and lower body movement during walking in normal pressure hydrocephalus and Parkinson's disease assessed by motion capture with a smartphone application, TDPT-GT. Sensors (Basel). 23（22）：9263, 2023.
75) Nakajima M, Yamada S, Miyajima M, et al. Tap test can predict cognitive

improvement in patients with iNPH-results from the multicenter prospective studies SINPHONI-1 and -2. Front Neurol. 12: 769216, 2021.

76) Hellstrom P, Klinge P, Tans J, et al. A new scale for assessment of severity and outcome in iNPH. Acta Neurol Scand. 126 (4): 229-37, 2012.

77) Campos-Juanatey F, Gutierrez-Banos JL, Portillo-Martin JA, et al. Assessment of the urodynamic diagnosis in patients with urinary incontinence associated with normal pressure hydrocephalus. Neurourol Urodyn. 34 (5): 465-8, 2015.

78) Thavarajasingam SG, El-Khatib M, Vemulapalli K, et al. Radiological predictors of shunt response in the diagnosis and treatment of idiopathic normal pressure hydrocephalus: a systematic review and meta-analysis. Acta Neurochir (Wien). 165 (2): 369-419, 2023.

79) Evans WA. An encephalographic ratio for estimating ventricular enlargement and cerebral atrophy. Arch NeurPsych. 47 (6): 931-7, 1942.

80) Yamada S, Ishikawa M, Yamamoto K. Optimal diagnostic indices for idiopathic normal pressure hydrocephalus based on the 3D quantitative volumetric analysis for the cerebral ventricle and subarachnoid space. AJNR Am J Neuroradiol. 36 (12): 2262-9, 2015.

81) Virhammar J, Laurell K, Cesarini KG, et al. Increase in callosal angle and decrease in ventricular volume after shunt surgery in patients with idiopathic normal pressure hydrocephalus. J Neurosurg. 130 (1): 130-5, 2018.

82) Yamada S, Ishikawa M, Yamaguchi M, et al. Longitudinal morphological changes during recovery from brain deformation due to idiopathic normal pressure hydrocephalus after ventriculoperitoneal shunt surgery. Sci Rep. 9 (1): 17318, 2019.

83) Ambarki K, Israelsson H, Wahlin A, et al. Brain ventricular size in healthy elderly: comparison between Evans index and volume measurement. Neurosurgery. 67 (1): 94-9; discussion 9, 2010.

84) Brix MK, Westman E, Simmons A, et al. The Evans' index revisited: new cut-off levels for use in radiological assessment of ventricular enlargement in the elderly. Eur J Radiol. 95: 28-32, 2017.

85) Yamada S, Ishikawa M, Yamamoto K. Fluid distribution pattern in adult-onset congenital, idiopathic and secondary normal-pressure hydrocephalus: implications for clinical care. Front Neurol. 8: 583, 2017.

86) Ryska P, Slezak O, Eklund A, et al. Variability of normal pressure hydrocephalus imaging biomarkers with respect to section plane angulation: how wrong a radiologist can be? AJNR Am J Neuroradiol. 42 (7): 1201-7, 2021.

87) Yamada S, Ishikawa M, Yamamoto K. Comparison of CSF distribution between idiopathic normal pressure hydrocephalus and Alzheimer disease. AJNR Am J Neuroradiol. 37 (7): 1249-55, 2016.

88) Ishii K, Kanda T, Harada A, et al. Clinical impact of the callosal angle in the diagnosis of idiopathic normal pressure hydrocephalus. Eur Radiol. 18 (11): 2678-83, 2008.

89) Yamada S, Ito H, Matsumasa H, et al. Tightened sulci in the high convexities as a noteworthy feature of idiopathic normal pressure hydrocephalus. World Neurosurg.

176: e427-e37, 2023.
90) Yamada S, Ito H, Matsumasa H, et al. Automatic assessment of disproportionately enlarged subarachnoid-space hydrocephalus from 3D MRI using two deep learning models. Front Aging Neurosci. 16: 1362637, 2024.
91) Todisco M, Zangaglia R, Minafra B, et al. Clinical outcome and striatal dopaminergic function after shunt surgery in patients with idiopathic normal pressure hydrocephalus. Neurology. 96 (23): e2861-e73, 2021.
92) Gallina P, Lastrucci G, Caini S, et al. Accuracy and safety of 1-day external lumbar drainage of CSF for shunt selection in patients with idiopathic normal pressure hydrocephalus. J Neurosurg. 131 (4): 1011-7, 2018.
93) Thavarajasingam SG, El-Khatib M, Rea M, et al. Clinical predictors of shunt response in the diagnosis and treatment of idiopathic normal pressure hydrocephalus: a systematic review and meta-analysis. Acta Neurochir (Wien). 163 (10): 2641-72, 2021.
94) Scully AE, Lim ECW, Teow PP, et al. A systematic review of the diagnostic utility of simple tests of change after trial removal of cerebrospinal fluid in adults with normal pressure hydrocephalus. Clin Rehabil. 32 (7): 942-53, 2018.
95) Mihalj M, Dolic K, Kolic K, et al. CSF tap test - Obsolete or appropriate test for predicting shunt responsiveness? A systemic review. J Neurol Sci. 362: 78-84, 2016.
96) Yamada S, Ishikawa M, Miyajima M, et al. Disease duration: the key to accurate CSF tap test in iNPH. Acta Neurol Scand. 135 (2): 189-96, 2017.
97) Yamada S, Ishikawa M, Nakajima M, et al. Reconsidering ventriculoperitoneal shunt surgery and postoperative shunt valve pressure adjustment: our approaches learned from past challenges and failures. Front Neurol. 12: 798488, 2021.
98) Schniepp R, Trabold R, Romagna A, et al. Walking assessment after lumbar puncture in normal-pressure hydrocephalus: a delayed improvement over 3 days. J Neurosurg. 126 (1): 148-57, 2017.
99) Virhammar J, Blohme H, Nyholm D, et al. Midbrain area and the hummingbird sign from brain MRI in progressive supranuclear palsy and idiopathic normal pressure hydrocephalus. J Neuroimaging. 32 (1): 90-6, 2022.
100) Sakurai A, Tsunemi T, Ishiguro Y, et al. Comorbid alpha synucleinopathies in idiopathic normal pressure hydrocephalus. J Neurology. 269 (4): 2022-9, 2022.
101) Nakajima M, Miyajima M, Ogino I, et al. Preoperative phosphorylated tau concentration in the cerebrospinal fluid can predict cognitive function three years after shunt surgery in patients with idiopathic normal pressure hydrocephalus. J Alzheimers Dis. 66 (1): 319-31, 2018.
102) Nakajima M, Miyajima M, Ogino I, et al. Cerebrospinal fluid biomarkers for prognosis of long-term cognitive treatment outcomes in patients with idiopathic normal pressure hydrocephalus. J Neurol Sci. 357 (1-2): 88-95, 2015.
103) Andren K, Wikkelso C, Sundstrom N, et al. Long-term effects of complications and vascular comorbidity in idiopathic normal pressure hydrocephalus: a quality registry study. J Neurol. 265 (1): 178-86, 2018.

104) Nakajima M, Rauramaa T, Makinen PM, et al. Protein tyrosine phosphatase receptor type Q in cerebrospinal fluid reflects ependymal cell dysfunction and is a potential biomarker for adult chronic hydrocephalus. Eur J Neurol. 28（2）: 389-400, 2021.

105) Jingami N, Uemura K, Asada-Utsugi M, et al. Two-point dynamic observation of Alzheimer's disease cerebrospinal fluid biomarkers in idiopathic normal pressure hydrocephalus. J Alzheimers Dis. 72（1）: 271-7, 2019.

106) Pudenz RH, Russell FE, Hurd AH, et al. Ventriculo-auriculostomy; a technique for shunting cerebrospinal fluid into the right auricle; preliminary report. J Neurosurg. 14（2）: 171-9, 1957.

107) Morone PJ, Dewan MC, Zuckerman SL, et al. Craniometrics and ventricular access: a review of Kocher's, Kaufman's, Paine's, Menovksy's, Tubbs', Keen's, Frazier's, Dandy's, and Sanchez's points. Oper Neurosurg（Hagerstown）. 18（5）: 461-9, 2020.

108) Nakajima M, Miyajima M, Ogino I, et al. Shunt intervention for possible idiopathic normal pressure hydrocephalus improves patient outcomes: a nationwide hospital-based survey in Japan. Front Neurol. 9: 421, 2018.

109) Dandy WE. Ventriculography following the injection of air into the cerebral ventricles. Ann Surg. 68（1）: 5-11, 1918.

110) Wilson TJ, Stetler WR, Al-Holou WN, et al. Comparison of the accuracy of ventricular catheter placement using freehand placement, ultrasonic guidance, and stereotactic neuronavigation. J Neurosurg. 119（1）: 66-70, 2013.

111) Wilson TJ, McCoy KE, Al-Holou WN, et al. Comparison of the accuracy and proximal shunt failure rate of freehand placement versus intraoperative guidance in parietooccipital ventricular catheter placement. Neurosurgical Focus. 41（3）: E10, 2016.

112) Kawahara T, Tokimura H, Higa N, et al. Surgical technique for preventing subcutaneous migration of distal lumboperitoneal shunt catheters. Innovative Neurosurg. 1（3-4）: 169-72, 2013.

113) Klimo P, Jr., Thompson CJ, Ragel BT, et al. Antibiotic-impregnated shunt systems versus standard shunt systems: a meta- and cost-savings analysis. J Neurosurg Pediatr. 8（6）: 600-12, 2011.

114) Thomas R, Lee S, Patole S, et al. Antibiotic-impregnated catheters for the prevention of CSF shunt infections: a systematic review and meta-analysis. Br J Neurosurg. 26（2）: 175-84, 2012.

115) Mallucci CL, Jenkinson MD, Conroy EJ, et al. Antibiotic or silver versus standard ventriculoperitoneal shunts（BASICS）: a multicentre, single-blinded, randomised trial and economic evaluation. Lancet. 394（10208）: 1530-9, 2019.

116) Klinge P, Hellstrom P, Tans J, et al. One-year outcome in the European multicentre study on iNPH. Acta Neurol Scand. 126（3）: 145-53, 2012.

117) Reddy GK, Bollam P, Shi R, et al. Management of adult hydrocephalus with ventriculoperitoneal shunts: long-term single-institution experience. Neurosurgery. 69（4）: 774-80; discussion 80-1, 2011.

118) Hung AL, Moran D, Vakili S, et al. Predictors of ventriculoperitoneal shunt revision

in patients with idiopathic normal pressure hydrocephalus. World Neurosurg. 90： 76-81, 2016.
119) Moran D, Hung A, Vakili S, et al. Comparison of outcomes between patients with idiopathic normal pressure hydrocephalus who received a primary versus a salvage shunt. J Clin Neurosci. 29： 117-20, 2016.
120) Janson CG, Romanova LG, Rudser KD, et al. Improvement in clinical outcomes following optimal targeting of brain ventricular catheters with intraoperative imaging. J Neurosurg. 120 (3)： 684-96, 2014.
121) Farahmand D, Sæhle T, Eide PK, et al. A double-blind randomized trial on the clinical effect of different shunt valve settings in idiopathic normal pressure hydrocephalus. J Neurosurg. 124 (2)： 359-67, 2016.
122) Saehle T, Farahmand D, Eide PK, et al. A randomized controlled dual-center trial on shunt complications in idiopathic normal-pressure hydrocephalus treated with gradually reduced or "fixed" pressure valve settings. J Neurosurg. 121 (5)： 1257-63, 2014.
123) Miyake H, Ohta T, Kajimoto Y, et al. New concept for the pressure setting of a programmable pressure valve and measurement of in vivo shunt flow performed using a microflowmeter. Technical note. J Neurosurg. 92 (1)： 181-7, 2000.
124) Miyake H, Kajimoto Y, Tsuji M, et al. Development of a quick reference table for setting programmable pressure valves in patients with idiopathic normal pressure hydrocephalus. Neurologia medico-chirurgica. 48 (10)： 427-32, 2008.
125) Junkkari A, Sintonen H, Danner N, et al. 5-Year health-related quality of life outcome in patients with idiopathic normal pressure hydrocephalus. J Neurol. 268 (9)： 3283-93, 2021.
126) Torregrossa F, Buscemi F, Gulino V, et al. Health-related quality of life and role of surgical treatment in idiopathic normal pressure hydrocephalus： a systematic review. World Neurosurg. 179： 197-203 e1, 2023.
127) Israelsson H, Eklund A, Malm J. Cerebrospinal fluid shunting improves long-term quality of life in idiopathic normal pressure hydrocephalus. Neurosurgery. 86 (4)： 574-82, 2020.
128) Andren K, Wikkelso C, Laurell K, et al. Symptoms and signs did not predict outcome after surgery： a prospective study of 143 patients with idiopathic normal pressure hydrocephalus. J Neurol. 271 (6)： 3215-26, 2024.
129) Kameda M, Yamada S, Atsuchi M, et al. Cost-effectiveness analysis of shunt surgery for idiopathic normal pressure hydrocephalus based on the SINPHONI and SINPHONI-2 trials. Acta Neurochir (Wien). 159 (6)： 995-1003, 2017.

索　引

あ行

アセタゾラミド	94
アミロイドアンギオパチー	74
アミロイドβ	17, 74, 75
αシヌクレイン	74, 75
アンダードレナージ	104
アンチサイフォンデバイス	77
移行性水頭症	9
遺伝性水頭症	9, 12
オーバードレナージ	104, 108
大人の慢性水頭症	8, 51, 67

か行

開脚歩行	28, 29, 35, 38
介護保険制度	110
間欠的歩行障害	29
記憶障害	40, 41
気脳写	1, 4, 49
起立性頭痛	104
クモ膜小柱	20
見当識障害	40, 41
高位円蓋部	22
高位円蓋部・正中の脳溝の狭小化	
	50, 55, 108
抗菌薬含浸シャントカテーテル	97
小刻み歩行	2, 28, 35, 38
語想起能力の障害	40

さ行

姿勢反射障害	29

持続髄液ドレナージ

持続髄液ドレナージ	68
シヌクレイノパチー	74
重力調整デバイス	77
上衣細胞	18
シリア	17
シルビウス裂の開大	50
進行性核上性麻痺	73
振動せん断応力	18
髄液圧	4
髄液排除試験	5
遂行機能障害	40
頭蓋内圧	1, 2, 7
すくみ足	28, 35
すり足歩行	28, 35, 38
精神運動速度の低下	40
せん毛	17, 18
続発性水頭症	12, 67

た行

第三脳室底開窓術	64, 80
帯状溝	55
代償性水頭症	12, 66
タップテスト	5, 68
タンデム歩行	2
遅延再生課題	44
注意障害	40
中年期前半水頭症	8, 66
閉じこもり症候群	110
突進現象	29
突進歩行	35

な行

脳アミロイド血管症	74
脳血流 SPECT 検査	60
脳室-心房短絡術	1, 76
脳室-腹腔（V-P）シャント術	76
脳深部白質病変	74
脳室-腹腔短絡術	5
脳梁角	53
脳梁溝	55

は行

ハミングバード・サイン	73
バランス障害	27, 29
費用対効果	112
不安定性	29, 35
閉脚歩行	29
方向転換障害	35

ま行

マジェンディ孔	16, 18, 20
増分費用効果比	112
マックバーニー	89
慢性硬膜下血腫	98, 102
脈絡裂	20, 22
モンロー孔	18

や行

腰部クモ膜下腔-腹腔（L-P）シャント術	76
腰部クモ膜下腔-腹腔短絡術	5

ら行

罹病期間	69
リン酸化タウ	17, 74, 75
ルシュカ孔	16, 18, 20

A

AIC（antibiotic-impregnated catheter）	97
arachnoid cuff exit	15
AVIM（asymptomatic ventriculomegaly with features of iNPH on MRI）	9, 12, 108

B

BVR（brain / ventricle ratio）	53

C

callosal angle	53
CHiA（chronic hydrocephalus in adults）	8, 51, 67
cilia	17
compensated hydrocephalus	9, 12, 66

D

Dandy's point	77, 81
DAT scan	60
DESH（disproportionately enlarged subarachnoid-space hydrocephalus）	5, 48, 108

E

early midlife hydrocephalus	8, 66
EQ-5D（EuroQol 5 dimension）	107, 112
ETV（endoscopic third ventriculostomy）	64, 93
Evans index	49

F

FAB（frontal assessment battery）	26, 45

Frazier's point	78, 81

G

genetic hydrocephalus	9
glymphatic 機構	15, 75
grooved pegboard test	27

H

Hellström iNPH scale	45, 107
HRQoL（health-related quality-of-life)	107, 112

I

ICER（incremental cost effective ratio)	112
iNPH grading scale	24, 25, 31, 107
iTUG スコア	33
IVIM MRI	22

J・K

JSR（Japan shunt registry)	5
Kocher's point	77, 79, 80

L

late midlife hydrocephalus	9
L-P シャント術	5, 25, 104

M

McBurney	89
MMSE（mini-mental state examination)	26, 44, 71
modified Rankin scale	25

P

PET 検査	60
PSP	73

PTPRQ（protein tyrosine phosphatase receptor type Q)	75

Q

QRT（quick reference table)	106
Queckenstedt テスト	69

R

rey test	27

S

secondary hydrocephalus	9, 67
SFD（sylvian fissure dilatation)	48, 50
SINPHONI	5, 25, 31, 44, 45, 70, 95, 98, 102, 107
SINPHONI-2	25, 31, 44, 45, 69, 70, 95, 98, 102, 107, 110
strooptest	27, 45

T

THC（tightened sulci in the high convexity)	48, 50, 55, 108
TMT（trail making test)	45
transitioned hydrocephalus	9
TUG（timed up & go test)	26, 30, 31

V・W

V-A シャント術	1, 2, 76, 92
V-P シャント術	5, 25
WAIS-III	45

Z

Z-Evans index	51

数字

4D Flow MRI	22

成人慢性水頭症　ハキム病診療ハンドブック Ⓒ

発　行	2024 年 10 月 15 日　1 版 1 刷	
著　者	山 田 茂 樹	
発行者	株式会社 中外医学社	
	代表取締役 青 木　　滋	
	〒 162-0805　東京都新宿区矢来町 62	
	電　話　　（03）3268-2701（代）	
	振替口座　　00190-1-98814 番	

イラスト／坂木浩子
印刷・製本／横山印刷㈱　　　　　　　〈SK・HO〉
ISBN978-4-498-42818-8　　　　　　Printed in Japan

JCOPY ＜(社)出版者著作権管理機構 委託出版物＞

本書の無断複製は著作権法上での例外を除き禁じられています.
複製される場合は，そのつど事前に，(社)出版者著作権管理機構
（電話 03-5244-5088, FAX 03-5244-5089, e-mail: info@jcopy.
or.jp）の許諾を得てください.